Praktikum der veterinärmedizinischen Parasitologie

C. Bauer
Institut für Parasitologie
der Justus-Liebig-Universität Gießen

2. korrigierte und erweiterte Auflage

Nachdruck 2001

Verlag der Ferber'schen Universitätsbuchhandlung

Alle Rechte, auch die des auszugsweisen Nachdrucks, der fotomechanischen Wiedergabe und der Übersetzung vorbehalten.

ISBN 3-927835-09-9
© 1990 by Verlag der Ferber'schen Universitätsbuchhandlung, Gießen
Inhaber: Dieter Schormann

Herstellung: Gahmig Druck, Rudolf-Diesel-Straße 5, D-35440 Linden

für

DAVID   RICHARD   MAX

und

JAKOB   REINHARD   ERNST

(in der Hoffnung, daß sie mir die vielen Stunden
 nicht nachtragen werden, die ich nicht ihnen,
sondern der Fertigstellung dieses Textes widmete)

Vorwort zur 2. Auflage

Zweck des vorliegenden Kompendiums ist es, den Studierenden der Veterinärmedizin ein Hilfsmittel zu geben, um das umfangreiche Fach der veterinärmedizinischen Parasitologie im Rahmen des Praktikums *nutzbringend* zu bewältigen; dafür mag das Titelblatt - gezeichnet von Frau Dr. B. GOTTSTEIN - ein "Glücksbringer" sein.

Der Text wurde kurz und die Zahl der schematischen Abbildungen bewußt gering gehalten, um die Studenten zu zwingen, sich durch Ergänzungen und - seien es noch so einfache - Zeichnungen *aktiv* mit den vorgestellten Parasiten auseinanderzusetzen. Dies kann während der Vorlesungen und des Praktikums oder im Rahmen des Eigenstudiums entsprechender Lehrbücher geschehen; hierfür wurde in dieser Broschüre ausreichend Freiraum gelassen. Wiederholungen von Beschreibungen verwandter Parasiten bei den einzelnen Wirtstiergruppen wurden bewußt gemacht, um den Lerneffekt zu verstärken. - Jedoch kann und soll die Broschüre kein Lehrbuch (siehe "Literaturhinweise") ersetzen; diese sind für die Examensvorbereitung wie auch für ein späteres Nachschlagen *zwingend* erforderlich ! Sie hat aber durchaus den Anspruch, die von studentischer Seite verausgabten, meist fehlerhaften Skripten und "Tips" zu verdrängen, um die selbständige, *eigene* Bearbeitung des parasitologischen Stoffes zu fördern. Die vielfach eingestreuten Literaturstellen mögen dabei für Interessierte als "Literaturstimuli" dienen.

Der Verfasser ist der Meinung, daß ein "Praktikum der Veterinärmedizinischen Parasitologie" *praxisbezogen* zu sein hat. Dabei umfaßt der Begriff "Praxis" die Tätigkeit in der Groß- und Kleintierpraxis, in Tiergesundheitsdiensten wie auch in parasitologischen oder pathologischen Labors von Untersuchungsämtern oder Hochschulen. So liegt nach der unvermeidlichen, aber für das Verständnis außerordentlich wichtigen Vorstellung morphologischer und entwicklungsbiologischer Grundzüge wichtiger Parasitengruppen ("Allgemeine Parasitologie") der inhaltliche Schwerpunkt der Broschüre in der *intravitalen und postmortalen Diagnostik parasitärer Infektionen* unserer Haustiere (Wiederkäuer, Equiden, Fleischfresser, Schwein, Hausgeflügel, Biene). Der Beschreibung parasitologischer Untersuchungsmethoden wurde besonderer Platz eingeräumt; vielleicht liegt hier der auch über die Studienzeit hinausreichende Wert dieses Kompendiums.

Für die 2. Auflage wurden unter anderem alle alten Abbildungen durch neue ersetzt und Fehler der 1. Auflage korrigiert; außerdem nahm der inhaltliche Umfang zu.

Gießen, im Frühjahr 1990   *Christian Bauer*

LITERATURHINWEISE

Allgemeine Parasitologie:

CHENG, T.C.: General Parasitology. Academic Press, Orlando, 2nd ed., 1986
DÖNGES, J.: Parasitologie. Thieme, Stuttgart, 2. Aufl., 1988
MEHLHORN, H. (Hrsg.): Focus in Parasitology. Springer, Berlin, 1988
MEHLHORN, H., G. PIEKARSKI: Grundriß der Parasitenkunde. Fischer, Stuttgart, 3. Aufl., 1989

Veterinärmedizinische Parasitologie:

BOCH, J., R. SUPPERER: Veterinärmedizinische Parasitologie. Parey, Berlin, 3. Aufl., 1983
GEORGI, J.R.: Parasitology for Veterinarians. Saunders, Philadelphia, 4th ed., 1985
HIEPE, T. (Hrsg.): Lehrbuch der Parasitologie. Fischer, Stuttgart.
Band 1: HIEPE, T., R. BUCHWALDER, R. RIBBECK: Allgemeine Parasitologie. 1981
Band 2: HIEPE, T., R. JUNGMANN: Veterinärmedizinische Protozoologie. 1983
Band 3: HIEPE, T., R. BUCHWALDER, S. NICKEL: Veterinärmedizinische Helminthologie. 1985
Band 4: HIEPE, T., R. RIBBECK: Veterinärmedizinische Arachno-Entomologie. 1982
SOULSBY, E.J.L.: Helminths, Arthropods and Protozoa of Domesticated Animals. Baillière Tindall, London, 7th ed., 1982
URQUHART, G.M., J. ARMOUR, J.L. DUNCAN, A.M. DUNN, F.W. JENNINGS: Veterinary Parasitology. Longman, Essex, 1987

Veterinärparasitologische Diagnostik:

CHITWOOD, M, J.R. LICHTENFELS: Identification of parasitic metazoa in tissue section. Experimental Parasitology 32 (1972), 407-519
GARDINER, C.H., R. FAYER, J.P. DUBEY: An Atlas of Protozoa Parasites in Animal Tissues. United States Department of Agriculture. Agricult. Handbook No. 651, 1988
Manual of Veterinary Parasitological Laboratory Techniques. Ministry of Agriculture, Fisheries and Food, London, 3th ed. 1986
MEHLHORN, H., D. DÜWEL, W. RAETHER: Diagnose und Therapie der Parasiten von Haus-, Nutz- und Heimtieren. Fischer, Stuttgart, 1986
SLOSS, M.W., R.L. KEMP: Veterinary Clinical Parasitology. Iowa State Univ. Press, Ames, 5th ed., 1978
THIENPONT, D., F. ROCHETTE, O.F.J. VANPARIJS: Diagnose von Helminthosen durch koproskopische Untersuchung. Janssen Res. Found., Beerse/Belgien, 1979

Tropische Veterinärparasitologie:

Manual of Tropical Veterinary Parasitology. (English ed.). C.A.B. International, 1989

Zoonosen:

KRAUSS, H., A. WEBER (Hrsg.): Zoonosen - Von Tier zu Mensch übertragbare Infektionskrankheiten. Deutscher Ärzte-Verlag, Köln, 1986

Parasiten/Parasitosen einzelner Tierarten:

♦ Wildtiere (Säugetiere und Vögel):

BOCH, J., H. SCHNEIDAWIND: Krankheiten des jagdbaren Wildes. Parey, Berlin, 1988

♦ Pferde:

JACOBS, D.E.: Farbatlas der Parasiten des Pferdes. Schoeber, Hengesberg, 1989

♦ Labortiere:

FLYNN, R.J.: Parasites of Laboratory Animals. Iowa State Univ. Press, Ames, 1973

♦ Igel:

PODUSCHKA, W., E. SAUPE, H.-R. SCHÜTZE: Das Igel-Brevier. Zoolog. Ges. Frankfurt/M., 5. Aufl., 1981
SCHICHT-TINBERGEN, M.: Der Igel. VEB Fischer, Jena, 2. Aufl., 1989

♦ Amphibien und Reptilien:

ISENBÜGEL, E., W. FRANK: Heimtierkrankheiten. Ulmer, Stuttgart, 1985

♦ Fische:

AMLACHER, E.: Taschenbuch der Fischkrankheiten. Fischer, Stuttgart, 5. Aufl., 1986
MÖLLER, H., K. ANDERS: Krankheiten und Parasiten der Meeresfische. Verlag H. Möller, Kiel, 1983

♦ Bienen:

ZANDER, E., F.K. BÖTTCHER: Krankheiten der Biene. Ulmer, Stuttgart, 1984

Antiparasitika:

CAMPBELL, W.C., R.S. REW: Chemotherapy of Parasitic Diseases. Plenum Press, New York, 1986

"Ungeziefer"/Vorratsschädlinge:

MEHLHORN, B., H. MEHLHORN: Zecken, Milben, Fliegen, Schaben...
  Schach dem Ungeziefer. Springer, Berlin, 1990
STEIN, W.: Vorratsschädlinge und Hausungeziefer: Biologie,
  Ökologie, Gegenmaßnahmen. Ulmer, Stuttgart, 1986
WEIDNER, H.: Bestimmungstabellen der Vorratsschädlinge und des
  Hausungeziefers Mitteleuropas. Fischer, Stuttgart, 4. Aufl.,
  1982

Epidemiologie:

THRUSFIELD, M.: Veterinary Epidemiology. Butterworths, London,
  1986

Abkürzungen

Anm:	= Anmerkung
B:	= Bedeutung
Dif:	= Differentialdiagnose
EW:	= Endwirt
F:	= Form
G:	= Größe
I:	= Inhalt
Inf.:	= Infektion
L:	= Lage in/auf dem Wirt
Lit.:	= Literaturhinweis
M:	= Morphologie
NM:	= Nachweismethode
S:	= Schale
ZW:	= Zwischenwirt

Inhaltsverzeichnis

1.	ALLGEMEINE PARASITOLOGIE	11
1.1.	Begriffsbestimmungen	11
1.2.	Systematik	14
1.3.	Morphologie und Entwicklung von Parasiten	18
1.3.1.	Protozoen	18
1.3.1.1.	Trypanosomatidae (Trypanosomen, Leishmanien)	18
1.3.1.2.	Hexamitidae (Hexamita, Giardia)	20
1.3.1.3.	Trichomonadida (Histomonas, Trichomonas, Tritrichomonas)	20
1.3.1.4.	Entamoeben	20
1.3.1.5.	Kokzidien	22
1.3.1.6.	Piroplasmen (Babesien, Theilerien)	24
1.3.1.7.	Ziliaten	24
1.3.2.	Helminthen	24
1.3.2.1.	Digene Trematoden	24
1.3.2.2.	Zestoden	26
1.3.2.3.	Nematoden	32
1.3.3.	Arthropoden	36
1.3.3.1.	Arachnida (Milben und Zecken)	36
1.3.3.2.	Insekten	38
1.3.4.	Schnecken	42
2.	PARASITOLOGISCHE UNTERSUCHUNGSMETHODEN	44
2.1.	Probenversand	44
2.2.	Laborausrüstung	44
2.3.	Kotuntersuchung	46
2.3.1.	Untersuchungsmaterial	46
2.3.2.	Makroskopische Untersuchung	46
	♦ Milchsäurekarminfärbung von Bandwurmgliedern	46
2.3.3.	Mikroskopische Untersuchung	48
2.3.3.1.	Differenzierung von parasitären Stadien im Kot	48
2.3.3.2.	Kotuntersuchungsverfahren mit Anreicherung	48
	♦ Flotationsverfahren mit gesättigter Kochsalz-Lösung nach Fülleborn	50
	♦ Kombiniertes Sedimentations-Flotationsverfahren mit Zinkchlorid-Kochsalz-Lösung	50
	♦ Sedimentationsverfahren nach Benedek	52
	♦ Trichterauswanderverfahren nach Baermann	54
	♦ MIFC-Verfahren	56
	♦ Telemann-Verfahren	58
	♦ Ei(Oozysten)-Zählung im McMaster-Verfahren	58
	♦ Larvenkultur nach Roberts und O'Sullivan	60
2.3.3.3.	Verfahren ohne Anreicherung	62
	♦ Nativausstrich	62
	♦ Kotausstrich mit Karbolfuchsinfärbung nach Heine	64
	♦ Kotausstrich mit Heidenhain-Färbung	64
	♦ Analabklatsch-Verfahren nach Jacobs	64
2.4.	Blutuntersuchung	64
2.4.1.	Untersuchungsmaterial	64
2.4.2.	Verfahren ohne Anreicherung	66
	♦ Nativblutausstrich	66
	♦ Giemsa-gefärbter Blutausstrich	66

2.4.3.	Verfahren mit Anreicherung............................	68
	♦ Giemsa-gefärbter Dicker Tropfen...................	68
	♦ Modifizierte Knott-Technik........................	68
	♦ Mikrohämatokrit-Technik nach Woo..................	70
2.5.	Untersuchung von Haut- und Haarproben..............	70
2.5.1.	Untersuchungsmaterial..............................	70
2.5.2.	Makroskopische Untersuchung........................	72
2.5.3.	Mikroskopische Untersuchung........................	72
2.5.3.1.	Verfahren mit Anreicherung........................	72
	♦ Kalilauge-Verfahren...............................	72
2.5.3.2.	Verfahren ohne Anreicherung.......................	72
	♦ Direktuntersuchung................................	72
	♦ Äther-Methode nach Meiser.........................	74
2.6.	Untersuchung von Körpergeweben.....................	74
2.6.1.	Untersuchungsmaterial..............................	74
2.6.2.	Makroskopische Untersuchung........................	74
2.6.3.	Mikroskopische Untersuchung........................	74
2.6.3.1.	Verfahren ohne Anreicherung.......................	74
	♦ Nativ-Abklatschpräparate...........................	74
	♦ Giemsa-gefärbte Abklatschpräparate................	76
	♦ Muskelquetschpräparate............................	76
	♦ Fixierung von Gewebsproben zur histologischen Untersuchung	76
2.6.3.2.	Verfahren mit Anreicherung........................	78
	♦ Verdauungsverfahren mit Pepsin-Salzsäure zum Trichinellennachweis in Fleischproben.............	78
	♦ Skin-snip-Methode.................................	78
2.7.	Helminthologische Sektion..........................	80
2.8.	Spezialuntersuchungen..............................	82
	♦ Urinuntersuchung..................................	82
	♦ Untersuchung des Mageninhalts von Katzen..........	84
	♦ Untersuchung von Kropfabstrichen von Tauben.......	84
	♦ Untersuchung von Scheidentupfer- und Präputialspülproben von Rindern bzw. Bullen.................	86
	♦ Zandersches Breiverfahren.........................	86
2.9.	Serologische Untersuchungsverfahren................	86
2.10.	Klinische Laboruntersuchungen......................	88
	♦ Bestimmung der Pepsinogen-Konzentration im Blut...	88
3.	PARASITEN DER WIEDERKÄUER..........................	90
3.1.	Parasitäre Gebilde im Kot..........................	90
3.2.	Parasitäre Gebilde im Blut.........................	100
3.3.	Parasitäre Gebilde in Haut- und Haarproben.........	106
3.4.	Parasitäre Gebilde im Genitaltrakt.................	118
3.5.	Parasitäre Gebilde im Sektionsmaterial.............	118
4.	PARASITEN DER EQUIDEN..............................	136
4.1.	Parasitäre Gebilde im Kot..........................	136
4.2.	Parasitäre Gebilde im Blut.........................	140
4.3.	Parasitäre Gebilde in Haut- und Haarproben.........	142
4.4.	Parasitäre Gebilde im Genitaltrakt.................	148
4.5.	Parasitäre Gebilde im Sektionsmaterial.............	148

5.	PARASITEN DER FLEISCHFRESSER............................	160
5.1.	Parasitäre Gebilde im Kot................................	160
5.2.	Parasitäre Gebilde im Blut...............................	170
5.3.	Parasitäre Gebilde in Haut- und Haarproben..........	172
5.4.	Parasitäre Gebilde in Gewebsproben..................	178
5.5.	Parasitäre Gebilde im Sektionsmaterial..............	178
6.	PARASITEN DER SCHWEINE..................................	186
6.1.	Parasitäre Gebilde im Kot................................	186
6.2.	Parasitäre Gebilde im Blut...............................	190
6.3.	Parasitäre Gebilde in Haut- und Haarproben..........	190
6.4.	Parasitäre Gebilde im Sektionsmaterial..............	192
7.	PARASITEN DES HAUSGEFLÜGELS.............................	200
7.1.	Parasitäre Gebilde im Kot................................	200
7.2.	Parasitäre Gebilde in Haut- und Federproben.........	202
7.3.	Parasitäre Gebilde im Sektionsmaterial..............	206
8.	PARASITEN DER BIENEN....................................	212
9.	PARASITEN VON HEIMTIEREN UND VOM IGEL..........	214

1. ALLGEMEINE PARASITOLOGIE

1.1. Begriffsbestimmungen

Benennung einer parasitären *Infektion* oder *Krankheit* durch Anhängen der Silbe "-ose" an den Wortstamm des entsprechenden Parasitennamens, z. B.: Babesiose (Inf. mit Babesia spp.), Fasziolose (Inf. mit Fasciola spp.), Demodikose (Inf. mit Demodex spp.), Trichostrongylidose (Inf. mit Vetretern der Familie Trichostrongylidae), Cyathostominose (Inf. mit Vertretern der Unterfamilie Cyathostominae = "kleine Strongyliden" der Equiden).

Lit.: KASSAI, T., M. CORDERO DEL CAMPILLO, J. EUZEBY, S. GAAFAR, T. HIEPE, C.A. HIMONAS (1988): Standardized nomenclature of animal parasitic diseases (SNOAPAD). Vet. Parasitol. 29, 299-326

Einteilung von Parasiten nach ihrer *Wirtsspezifität*:
- ◆ stenoxen = engwirtig, streng wirtsspezifisch (z. B. Eimerien, Sarcocystis spp., Taenia saginata, Läuse)
- ◆ euryxen = breitwirtig, wenig wirtsspezifisch (z. B. Toxoplasma gondii, Fasciola hepatica, Tabaniden)

Einteilung von Endoparasiten nach *Vorhandensein eines Wirtswechsels*:
- ◆ homoxen = Lebenszyklus *ohne* Wirtswechsel (z. B. Eimerien, Trichostrongyliden)
- ◆ heteroxen = Lebenszyklus *mit* Wirtswechsel: Endwirt und Zwischenwirt(e)
  - • fakultativ (Toxoplasma gondii, Hymenolepis)
  - • obligat (z. B. Sarcocystis spp., Zestoden, Trematoden, Filarien)

Formen der ontogenetischen Entwicklung bei Parasiten:
- ◆ direkt = ontogenetische Entwicklung über Jugendstadien *ohne* Vermehrung (z. B. Insekten, Nematoden, Ausnahme: Strongyloides)
- ◆ indirekt = ontogenetische Entwicklung über Jugendstadien *mit* Einschaltung von **Vermehrungsprozessen** und **Generationswechsel** (Wechsel zwischen geschlechtlichen und ungeschlechtlichen Generationen) (z. B. Kokzidien, Trematoden)

(Anmerkung: Die Begriffe "direkte" und "indirekte" Entwicklung werden häufig auch - zoologisch nicht korrekt - synonym für "homoxene" bzw. "heteroxene" Entwicklung gebraucht !)

Einteilung der *Wirte* geschlechtlich differenzierter Parasiten:
- **Endwirt** = Wirt, in dem der Parasit *ge-*
  (Definitivwirt) *schlechtsreif* werden und *Vermehrungsprodukte* bilden kann
  (z. B. Katze für Toxoplasma gondii; Wiederkäuer für Moniezia spp.)
- **Zwischenwirt** = Wirt, in dem der Parasit nur als
  (Intermediärwirt) Jugendstadium vorliegt und sich mit oder ohne Vermehrung *weiterentwickelt*
  (z. B. Lymnaea truncatula für Fasciola hepatica; Rind für Taenia saginata)
- **Paratenischer Wirt** = Wirt, in dem der Parasit nur als
  (Transport-, Stapelw.) Jugendstadium vorliegt, *ohne* (!) sich weiter zu entwickeln oder zu vermehren
  (z. B. Maus für Toxocara spp.)
- **Vektoren** = *Ektoparasiten* (Arthropoden), die virale ("Arbo-Viren"), bakterielle oder parasitäre Erreger auf Wirbeltiere übertragen
  (z. B. Schmetterlingsmücken für Leishmanien; Ixodes ricinus für FSME-Virus und Borrelia burgdorferi)
- **Fehlwirt** = Wirt, in dem der Parasit sich nicht weiterentwickelt und von dem er natürlicherweise nicht auf den Hauptwirt übergehen kann
  (z. B. Mensch für Toxocara spp.)

Begriffe aus der *endogenen Phase von Endoparasiten*:
- **Präpatenz** = Zeitraum zwischen Infektion und Auftreten erster Vermehrungsprodukte der Parasiten
  (z. B. Kokzidienoozysten, Wurmeier im Kot; Mikrofilarien im Blut)
  • oft verschieden von *Inkubationszeit* (= Zeitraum zwischen Infektion und Auftreten erster Krankheitssymptome)
- **Patenz** = Zeit des Nachweises von Vermehrungsprodukten der Parasiten
  (z. B. von Kokzidienoozysten oder Wurmeiern im Kot, Mikrofilarien im Blut)
- **Postpatenz** = Zeit nach der Patenz, in der Vermehrungsprodukte nicht mehr nachgewiesen werden
  (pathogenetisch wichtig z. B. bei Dictyocaulus viviparus, verschiedenen Filarien)

Demographische Begriffe:

◆ Befallsextensität
(Befallshäufigkeit,
Prävalenz)
$$= \frac{\text{Zahl infizierter Wirtstiere}}{\text{Zahl untersuchter Wirtstiere}} \quad [\%]$$

◆ Befallsintensität
(Befallsstärke)
$$= \text{Gesamtzahl einer Parasitenspezies in einem infizierten Wirt}$$

◆ mittlere
Befallsintensität
$$= \frac{\text{Gesamtzahl eines Parasiten in allen infizierten Wirtstieren}}{\text{Gesamtzahl infizierter Wirtstiere}}$$

◆ Abundanz
$$= \frac{\text{Gesamtzahl eines Parasiten in allen infizierten Wirtstieren}}{\text{Zahl aller untersuchter Wirtstiere}}$$

Beispiel: Von 100 untersuchten Rindern eines Gebietes waren 45 Rinder mit insgesamt 900 Fasciola hepatica infiziert: Befallsextensität = 45 %; Befallsintensität = 20; Abundanz = 9.

Lit: MARGOLIS, L., G.W. ESCH, J.C. HOLMES, A.M. KURIS, G.A. SCHAD (1982): The use of ecological terms in parasitology. J. Parasitol. <u>68</u>, 131-133

1.2. Systematik

Die folgende Übersicht ist lediglich als Orientierungshilfe in den verwandtschaftlichen Beziehungen der veterinärmedizinsch bedeutsamsten Parasiten gedacht. Die Klassifikation folgt den Vorschlägen von MEHLHORN und WALLDORF (1988) [Protozoa, Plathelminthes], des Commonwealth Institute of Parasitology (1974-1983) [Nemathelminthes] sowie von HIEPE und RIBBECK (1982) [Arthropoda].

Protozoa
  Stamm: SARCOMASTIGOPHORA
    Klasse: ZOOMASTIGOPHOREA (Flagellaten)
      Ordnung: Kinetoplastida (Hämoflagellaten)
        Familie: Trypanosomatidae
          Gattung: Trypanosoma, Leishmania
      Ordnung: Diplomonadida
        Familie: **Hexamitidae**
          Gattung: Hexamita, Giardia
      Ordnung: Trichomonadida
        Familie: Monocercomonadidae
          Gattung: Histomonas
        Familie: Trichomonadidae (Trichomonaden)
          Gattung: Trichomonas, Tritrichomonas
    Klasse: LOBOSEA
      Ordnung: Amoebida (Amöben)
        Familie: Entamoebidae
          Gattung: Entamoeba
  Stamm: APICOMPLEXA
    Klasse: SPOROZOEA
      Unterklasse: Coccidia
        Ordnung: Eucoccidida (Kokzidien i.e.S.)
          Familie: **Eimeriidae**
            Gattung: Eimeria, Cystoisospora, Toxoplasma, Hammondia, Sarcocystis, Cryptosporidium
        Ordnung: Haemosporida
          Familie: Haemogregarinidae
            Gattung: Hepatozoon
          Familie: Haemosporidae
            Gattung: Plasmodium, Leucocytozoon, Haemoproteus
          Familie: **Piroplasmidae** (Piroplasmen)
            Gattung: Babesia, Theileria
  Stamm: MICROSPORA
            Gattung: Nosema, Encephalitozoon
  Stamm: CILIOPHORA (Ziliaten)
            Gattung: Balantidium, Buxtonella

Metazoa
  Stamm: PLATHELMINTHES (Plattwürmer)
    Klasse: DIGENEA (Digene Trematoden)
      Ordnung: Strigeatida
        Familie: Schistosomatidae (Pärchenegel)
          Gattung: Schistosoma
      Ordnung: Echinostomatida
        Familie: Paramphistomidae
          Gattung: Paramphistomum
        Familie: **Fasciolidae**
          Gattung: Fasciola

Ordnung: Opisthorchiida
　Familie: Opisthorchiidae
　　Gattung: Opisthorchis
Ordnung: Plagiorchiida
　Familie: Dicrocoeliidae
　　Gattung: Dicrocoelium
Klasse: CESTODA (Bandwürmer)
　Unterklasse: Eucestoda
　　Ordnung: Pseudophyllidea
　　　Familie: Diphyllobothriidae
　　　　Gattung: Diphyllobothrium
　　Ordnung: Cyclophyllidea
　　　Familie: Mesocestoididae
　　　　Gattung: Mesocestoides
　　　Familie: **Anoplocephalidae**
　　　　Gattung: Moniezia, Anoplocephala
　　　Familie: Davaineidae
　　　　Gattung: Davainea, Raillietina
　　　Familie: Dipylidae
　　　　Gattung: Dipylidium
　　　Familie: Hymenolepidae
　　　　Gattung: Hymenolepis
　　　Familie: **Taeniidae** (Taeniiden)
　　　　Gattung: Taenia, Hydatigera, Echinococcus
Stamm: NEMATHELMINTHES (Rundwürmer)
　Klasse: NEMATODA
　　Unterklasse: Adenophorea
　　　Ordnung: Enoplida
　　　　Familie: **Trichuridae**
　　　　　Gattung: Trichuris, Capillaria
　　　　Familie: **Trichinellidae**
　　　　　Gattung: Trichinella
　　Unterklasse: Secernentea
　　　Ordnung: Rhabditida
　　　　Familie: **Strongyloididae** (Zwergfadenwürmer)
　　　　　Gattung: Strongyloides
　　　Ordnung: Strongylida ("Bursanematoden")
　　　　Familie: Metastrongylidae
　　　　　Gattung: Metastrongylus
　　　　Familie: **Protostrongylidae** (Kleine Lungenwürmer)
　　　　　Gattung: Protostrongylus, Cystocaulus,
　　　　　　　　　Muellerius, Neostrongylus
　　　　Familie: Crenosomatidae
　　　　　Gattung: Crenosoma
　　　　Familie: Angiostrongylidae
　　　　　Gattung: Aelurostrongylus
　　　　Familie: Filaroididae
　　　　　Gattung: Filaroides
　　　　Familie: **Strongylidae** (Palisadenwürmer)
　　　　　Gattung: Strongylus, Triodontophorus,
　　　　　　　　　Cyathostomum u. a.
　　　　Familie: Chabertiidae
　　　　　Gattung: Chabertia, Oesophagostomum
　　　　Familie: Syngamidae
　　　　　Gattung: Syngamus
　　　　Familie: **Ancylostomatidae** (Hakenwürmer)
　　　　　Gattung: Ancylostoma, Uncinaria, Bunostomum
　　　　Familie: Amidostomatidae
　　　　　Gattung: Amidostomum

Familie: **Trichostrongylidae**
  Gattung: Ostertagia, Cooperia, Trichostrongylus,
    Haemonchus, Graphidium, Hyostrongylus
Familie: **Dictyocaulidae** (Große Lungenwürmer)
  Gattung: Dictyocaulus
Familie: Molineidae
  Gattung: Ollulanus, Nematodirus
Ordnung: Oxyurida
  Familie: **Oxyuridae** (Pfriemenschwänze)
    Gattung: Oxyuris, Enterobius, Syphacia
  Familie: Heteroxymatidae
    Gattung: Aspiculuris
Ordnung: Ascaridida
  Familie: **Ascarididae** (Spulwürmer)
    Gattung: Toxocara, Toxascaris, Parascaris,
      Ascaris
  Familie: Heterakidae
    Gattung: Heterakis
  Familie: **Ascaridiidae** (Spulwürmer)
    Gattung: Ascaridia
Ordnung: Spirurida
  Familie: Thelaziidae
    Gattung: Thelazia
  Familie: Spirocercidae
    Gattung: Spirocerca, Physocephalus, Ascarops
  Familie: Habronematidae
    Gattung: Habronema, Draschia
  Familie: Acuariidae
    Gattung: Acuaria, Echinuria
  Familie: Filariidae
    Gattung: Stephanofilaria, Parafilaria
  Familie: Onchocercidae
    Gattung: Setaria, Dirofilaria, Dipetalonema,
      Onchocerca
Stamm: ARTHROPODA (Gliedertiere)
  Klasse: ARACHNIDA
    Unterklasse: Acari (Zecken und Milben)
      Ordnung: Metastigmata
        Familie: **Ixodidae** (Schildzecken)
          Gattung: Ixodes, Rhipicephalus, Dermacentor,
            Haemaphysalis
        Familie: Argasidae (Lederzecken)
          Gattung: Argas
      Ordnung: Mesostigmata
        Familie: **Dermanyssidae**
          Gattung: Dermanyssus, Ornithonyssus
        Familie: **Varroidae**
          Gattung: Varroa
        Familie: Tarsonemidae
          Gattung: Acarapis
      Ordnung: Prostigmata
        Familie: Cheyletiellidae (Raubmilben)
          Gattung: Cheyletiella
        Familie: **Demodicidae** (Haarbalgmilben)
          Gattung: Demodex
        Familie: Trombiculidae

Ordnung: Astigmata
   Familie: Tyroglyphidae & Glycyphagidae (Futtermilben)
      Gattung: Tyrophagus, Acarus; Glycyphagus
   Familie: Myocoptidae
      Gattung: Myocoptes
   Familie: **Psoroptidae** (Räudemilben)
      Gattung: Psoroptes, Chorioptes, Otodectes
   Familie: **Sarcoptidae** (Räudemilben)
      Gattung: Sarcoptes, Notoedres
   Familie: Knemidocoptidae
      Gattung: Knemidocoptes
   Familie: Cytoditidae (Luftsackmilben)
      Gattung: Cytodites
   Familie: Laminosioptidae (Knötchenmilben)
      Gattung: Laminosioptes
Klasse: INSECTA (Hexapoda)
   Ordnung: Anoplura (Läuse)
      Familie: **Haematopinidae**
         Gattung: Haematopinus
      Familie: **Linognathidae**
         Gattung: Linognathus, Solenopotes
   Ordnung: Mallophaga (Haar- und Federlinge)
      Familie: Trimenoponidae
         Gattung: Trimenopon
      Familie: Menoponidae
         Gattung: Menopon
      Familie: Trichodectidae
         Gattung: Trichodectes, Felicola
      Familie: **Bovicolidae**
         Gattung: Bovicola, Werneckiella
      Familie: Esthiopteridae
         Gattung: Columbicola
   Ordnung: Heteroptera (Wanzen)
      Familie: Cimicidae
         Gattung: Cimex
   Ordnung: Diptera (Zweiflügler)
      Unterordnung: Nematocera (Mücken)
         Familie: **Culicidae** (Stechmücken)
            Gattung: Culex, Aedes, Anopheles
         Familie: **Simuliidae** (Kriebelmücken)
            Gattung: Wilhelmia, Boophthera, Odagmia
         Familie: Psychodidae (Schmetterlingsmücken)
            Gattung: Phlebotomus
         Familie: Ceratopogonidae (Gnitzen)
            Gattung: Culicoides
      Unterordnung: Brachycera (Fliegen i. w. S.)
         Familie: **Tabanidae** (Bremsen)
            Gattung: Chrysops, Tabanus, Hybomitra, Haematopota
         Familie: **Muscidae** (Fliegen i. e. S.)
            Gattung: Musca, Hydrotaea, Haematobia, Stomoxys
         Familie: Glossinidae (Tsetsefliegen)
            Gattung: Glossina
         Familie: Calliphoridae (Schmeißfliegen)
            Gattung: Lucilia, Calliphora
         Familie: Sarcophagidae (Fleischfliegen)
            Gattung: Sarcophaga
         Familie: **Gasterophilidae** (Magendasselfliegen)

Familie: **Hypodermatidae** (Hautdasselfliegen)
Gattung: Hypoderma
Familie: Oestridae (Nasendasselfliegen)
Gattung: Oestrus
Familie: **Hippoboscidae** (Lausfliegen)
Gattung: Melophagus, Hippobosca
Ordnung: Siphonaptera (Flöhe)
Familie: **Pulicidae**
Gattung: Pulex, Ctenocephalides
Familie: **Ceratophyllidae**
Gattung: Ceratophyllus, Nosopsyllus
Stamm: PENTASTOMIDA (Zungenwürmer)
Familie: Porocephalidae
Gattung: Armillifer
Familie: Linguatulidae
Gattung: Linguatula

1.3. Morphologie und Entwicklung von Parasiten

1.3.1. Protozoen

1.3.1.1. Trypanosomatidae (Trypanosomen, Leishmanien)

Spindelförmiger Körper (Ausnahme: amastigote Form); ein Zellkern; ein Kinetoplast; eine freie oder über "undulierende Membran" mit Zellkörper verbundene Zuggeißel (Ausnahme: amastigote Form). Polymorphismus: Je nach Art im Wirbeltier trypo- und/oder amastigote Formen, im Evertebratenwirt auch pro- und epimastigote Formen.

Formen von Trypanosomatiden (Abb. 1.1.):

- ♦ Amastigot = abgerundet, <u>ohne</u> Geißel (Geißelrudiment); nur <u>intrazellulär</u> vorkommend (Leishmanien, Trypanosoma cruzi)
- ♦ Promastigot = Kinetoplast <u>vor</u> Kern, freie Geißel (z. B. bei Leishmanien im Vektor)
- ♦ Epimastigot = Kinetoplast <u>neben</u> Kern, Geißel mit undulierender Membran (z. B. bei Trypanosomen im Vektor)
- ♦ Trypomastigot = Kinetoplast <u>hinter</u> Kern, Geißel mit undulierender Membran (<u>extrazelluläre</u> Blutformen von Trypanosomen)

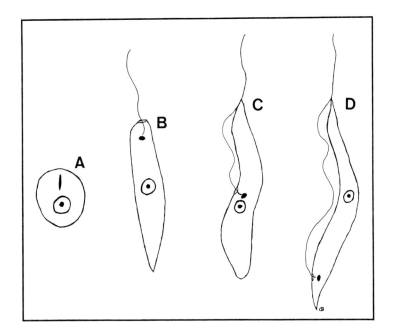

Abb. 1.1.
Entwicklungsformen von Trypanosomatiden:
- (A) amastigot
- (B) promastigot
- (C) epimastigot
- (D) trypomastigot

Entwicklung **mit Wirtswechsel** (obligat heteroxene Entwicklung; Ausnahme: Trypanosoma equiperdum): Vertebratenwirt (extrazellulär trypomastigotes Stadium oder intrazellulär amastigotes Stadium), Evertebratenwirt (alle Stadien). **Ungeschlechtliche Vermehrung** durch Längsteilung.

Infektionswege bei *Trypanosomen*:
- inokulativ durch Evertebratenwirt (Vektor) während des Blutsaugaktes (*Salivaria*: z. B. Trypanosoma vivax/Glossina spp., Trypanosoma theileri/Tabaniden)
- kontaminativ nach Blutsaugakt durch Kot des Vektors (*Stercoraria*: z. B. Trypanosoma cruzi/Raubwanzen)
- Kontaktinfektion (Trypanosoma equiperdum)

Infektionsweg bei *Leishmanien*:
inokulativ durch Vektor (Phlebotomiden)

1.3.1.2. Hexamitidae (Hexamita, Giardien)

Bilateralsymmetrischer, birnenförmiger Zellkörper; zwei Kerne; vier Geißelpaare (Abb. 1.2.); **extrazellulär im Wirtstierdarm lebend.**

Entwicklung **ohne Wirtswechsel** (homoxene Entwicklung). **Ungeschlechtliche Vermehrung** der vegetativen Formen (Trophozoiten) durch Zweiteilung. Bildung von Zysten (= exogene Dauerstadien).

1.3.1.3. Trichomonadida (Histomonas, Trichomonas, Tritrichomonas)

Birnenförmiger Zellkörper; ein Kern; meist mehrere (2 - 6) Vordergeißeln und eine nach hinten ziehende Geißel mit undulierender Membran (Ausnahme: Histomonas), Achsenstab (Abb. 1.3.); **extrazellulär im Wirtstier lebend.**

Entwicklung **ohne Wirtswechsel** (homoxene Entwicklung). **Ungeschlechtliche Vermehrung** der vegetativen Formen (Trophozoiten) durch Zweiteilung. Keine Zystenbildung.

1.3.1.4. Entamoeben

Einkerniger Trophozoit; **Pseudopodien** ("Scheinfüßchen") zur Fortbewegung ("bruchsackartig") und Nahrungsaufnahme (Abb. 1.4.); **extrazellulär** im Wirtstier lebend.

Entwicklung **ohne Wirtswechsel** (homoxene Entwicklung). **Ungeschlechtliche Vermehrung** der vegetativen Formen (Trophozoiten) durch Zwei- oder Vielfachteilung (bei Entamoeba histolytica: Minuta- und Magna-Formen). Bildung von oft mehrkernigen Zysten (= exogenen Dauerstadien).

Abb. 1.2.
Trophozoit (1) und Zyste (2)
von Giardia:
    (A) Nukleus
    (B) Mediankörper
    (C) freie Geißel

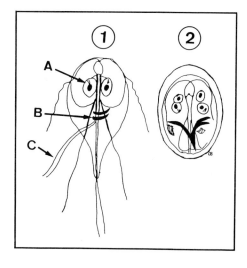

Abb. 1.3.
Trichomonas gallinae:
    (A) freie Vordergeißel
    (B) Nukleus
    (C) undulierende Membran
    (D) Achsenstab

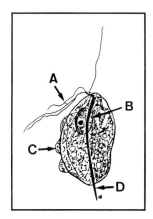

Abb. 1.4.
Trophozoit von Entamoeba histolytica:
    (A) Nukleus
    (B) phagozytierte Erythrozyten
    (C) Pseudopodien

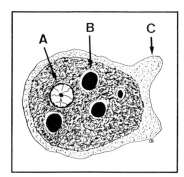

1.3.1.5. Kokzidien

"Zoiten" bananenförmig; ein Kern; keine äußeren Bewegungsorganellen (Ausnahme: Mikrogameten); typische (nur elektronenmikroskopisch sichtbare) apikale Strukturen (Apikalkomplex); **intrazellulär** im Wirtstier lebend.

Entwicklung mit **Generationswechsel** zwischen einer geschlechtlichen Vermehrung (Gamogonie) und zwei ungeschlechtlichen Vermehrungen (Sporogonie, Schizogonie). **Mit oder ohne Wirtswechsel:** homoxene (z. B. Eimerien, Kryptosporidien), fakultativ heteroxene (z. B. Cystoisospora spp., Toxoplasma) oder obligat heteroxene (z. B. Sarcocystis spp.) Entwicklung.

Entwicklungszyklus (Abb. 1.5.):

♦ Gamogonie: **Endogen** (intrazellulär). Enstehung der Geschlechtsformen (unreif: **Gamonten**; reif: **Gameten**), Befruchtung (Syngamie) und Bildung der unsporulierten Oozyste (= umschalte Zygote).

Mikrogamont	= männliches, vielkerniges Vorstadium, in dem zahlreiche begeißelte, randständig gelegene *Mikrogameten* entstehen
Makrogamet	= weibliches, einkerniges Stadium mit peripheren Hüllbildungskörpern
Oozyste	= exogenes Dauerstadium; Form unterschiedlich (z. B. rund, oval, birnenförmig); Wand dünn oder dick, farblos oder gefärbt, mit oder ohne Öffnung (Mikropyle), diese mit oder ohne Polkappe; enthält eine Zelle (Sporont = Zygote)

♦ Sporogonie (Sporulation): **Exogen** (z. B. Eimerien, Cystoisospora spp., Toxoplasma) oder **endogen** (Sarcocystis spp., Kryptosporidien). Bildung der Infektionsstadien für EW (z. B. Eimerien) oder für ZW (z. B. Sarcocystis spp.). Innerhalb der Oozystenhülle ungeschlechtliche Vermehrung des Sporonten zu Sporoblasten und Bildung bananenförmiger *Sporozoiten* (meist innerhalb von *Sporozysten*).

Einige *Sporulationstypen* (Abb. 1.6.):
- ♦ **"Eimeria-Typ"** = Oozyste mit 4 Sporozysten mit je 2 Sporozoiten (Eimerien)
- ♦ **"Isospora-Typ"** = Oozyste mit 2 Sporozysten mit je 4 Sporozoiten (Cystoisospora spp., Toxoplasma, Sarcocystis spp.)
- ♦ **"Kryptosporidien-Typ"** = Oozyste mit 4 Sporozoiten ohne Sporozyste (Kryptosporidien)

♦ Schizogonie: **Endogen** (intrazellulär). Ungeschlechtliche Vermehrung (Zerfallsteilung) in einem Schizonten, Bildung von Tochterzellen (*Merozoiten*), meist mehrere Schizontengenerationen aufeinanderfolgend. Sonderformen bei "zystenbildenden" Kokzidien: Endodyogenie (Bildung von Zystozoiten in Gewebszysten, z. B. bei Toxoplasma, Sarcocystis spp.), Endopolygenie (Bildung von Endozoiten, z. B. bei Toxoplasma, Sarcocystis spp.).

Schizont	= Vielteilungskörper mit oft hunderten bis tausenden bananenförmiger Merozoiten

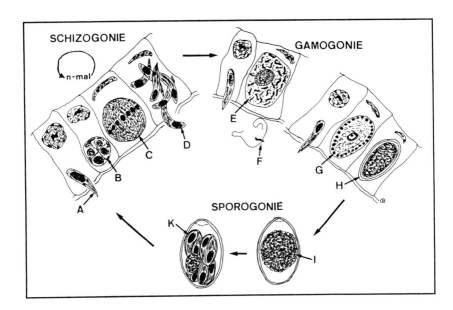

Abb. 1.5.
Entwicklungszyklus von Eimeria spp.:
- (A) freier Sporozoit
- (B) junger Schizont
- (C) reifer Schizont mit Merozoiten
- (D) freier Merozoit
- (E) Mikrogamont
- (F) Mikrogamet
- (G) Makrogamet
- (H) intraepitheliale Oozyste
- (I) unsporulierte Oozyste (in Außenwelt)
- (K) sporulierte Oozyste (in Außenwelt)

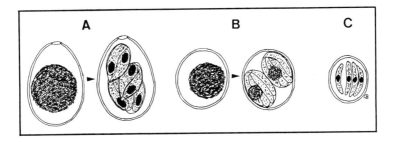

Abb. 1.6.
Sporulationstypen:
    (A) Eimeria-Typ; (B) Isospora-Typ; (C) Kryptosporidien-Typ

1.3.1.6. Piroplasmen (Babesien, Theilerien)

Morphologie ähnlich jener der Kokzidien, aber Apikalkomplex unvollständig; **intrazellulär**, vorwiegend in Blutzellen der Wirbeltiere lebend.

Obligat heteroxene Entwicklung mit Generationswechsel zwischen einer geschlechtlichen (Gamogonie) und zwei ungeschlechtlichen Vermehrungen (Sporogonie, Schizogonie). Gamogonie und Sporogonie im **Vektor** (ausschließlich **Zecken**!); Infektionsstadien für Vertebratenwirt: Sporozoiten; Schizogonie im Vertebratenwirt. Bei den meisten *Babesien*arten: Schizonten und Merozoiten in Erythrozyten; bei *Theilerien*: Schizonten in Lymphozyten ("Koch'sche Kugeln"), Merozoiten in Erythrozyten.

Übertragung durch den Vektor (Zecken):
- transovarial   = über Nachkommenschaft der Zecken (**Adulte -> Eier**) (bei Babesien)
- transstadial   = innerhalb der gleichen Zeckengeneration von einem Entwicklungsstadium zum anderen (**Larve -> Nymphe; Nymphe -> Adulte**) (bei Theilerien, einigen Babesienarten)

1.3.1.7. Ziliaten

Trophozoit oberflächlich mit Zilien (Wimpern) besetzt; Zytostom (Zellmund); Kerndimorphismus (je ein Makro- und Mikronukleus) (Abb. 1.7.); **extrazellulär** im Wirtstier lebend.

Entwicklung **ohne Wirtswechsel** (homoxene Entwicklung). Vermehrung der vegetativen Formen (Trophozoiten) durch Zweiteilung (Sexualprozeß mit Austausch eines haploiden Kerns = Konjugation). Bildung von Zysten (= exogene Dauerstadien).

1.3.2. H e l m i n t h e n

1.3.2.1. Digene Trematoden

Dorsoventral abgeflachter (Ausnahme: Pansenegel, Schistosomenweibchen), ungegliederter Körper, Mund- und Bauchsaugnapf. Synzytiales **Tegument** (stoffwechselaktiv). Blind endender Gabeldarm. **Zwitter** (Ausnahme: Schistosomen): unpaares Ovar, Receptaculum seminis (Samenreservoir), paarige Dotterstöcke (Vitellarien), Uterus, meist zwei Hoden, Samengänge, Samenleiter (Vasa deferentia), Zirrhus (Korpulationsorgan). Exkretionssystem (Abb. 1.8.).

Entwicklung mit **Generationswechsel** und ein- oder mehrfachem **Wirtswechsel** (obligat heteroxene Entwicklung). Im Endwirt (Wirbeltier) adulte Stadien mit geschlechtlicher Vermehrung; in freier Außenwelt Ei mit Mirazidium; im Zwischenwirt (**1. ZW: ausschließlich Schnecken** !) ungeschlechtliche (parthenogenetische) Vermehrung über Sporozysten und Redien, Bildung von Zerkarien. Zerkarien verlassen Zwischenwirt und enzystieren sich (Metazerkarien; z. B. **Fasciola hepatica**) oder suchen den Endwirt (z. B. **Pansenegel**) oder zweiten Zwischenwirt (z. B. Dicrocoelium) auf.

Abb. 1.7.
Trophozoit von Balantidium coli
- (A) Zystostom
- (B) Zilien
- (C) Mikronukleus
- (D) Makronukleus

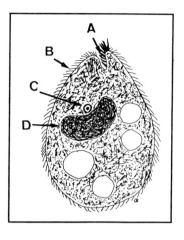

Abb. 1.8.
Morphologie eines digenen Trematoden (schematisch):
- (A) Mundsaugnapf
- (B) Pharynx
- (C) blind endende Darmschenkel
- (D) Zirrhusbeutel
- (E) Genitalöffnung
- (F) Bauchsaugnapf
- (G) Hoden
- (H) eigefüllter Uterus
- (I) Ovar
- (K) Receptaculum seminis
- (L) Mehlische Drüse
- (M) Dottersäcke

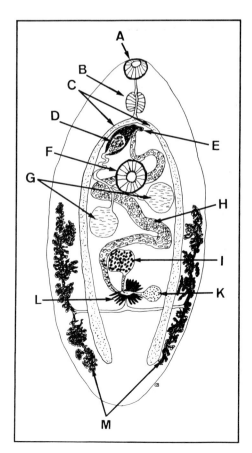

Exogene *Entwicklungsstadien* von digenen Trematoden (Abb. 1.9.):

Trematodenei	= eiförmig; dünnschalig, mit Deckel (Operculum) an einem Pol (Ausnahme: Schistosomen); unembryoniert mit einer Eizelle und zahlreichen Dotterzellen (z. B. Fasciola hepatica, Pansenegel) oder bereits embryoniert (mit Mirazidium; z. B. Dicrocoelium)
Mirazidium	= oberflächlich mit Zilien besetzte Larve ("Wimperlarve"); Augenflecken (Sinnesorgane)
Sporozyste	= sackförmiges, darmloses Gebilde; enthält Keimballen, Tochtersporozysten oder Redien
Redie	= zwei Stummelfüßchen; Mundsaugnapf, ungeteilter blind endender Darm; enthält Keimballen, Tochteredien oder Zerkarien
Zerkarie	= "Schwanzlarve" mit Kopf- und Schwanzteil; zwei Saugnäpfe, blind endender Gabelarm
Metazerkarie	= exogen an Pflanzen oder Gegenständen in der (ursprünglichen) Wasserlinie angeheftetes Gebilde (mit bloßem Augen gerade sichtbar, kugelförmig; bei Fasciola) oder im 2. ZW (z. B. bei Dicrocoelium: Ameisen)

1.3.2.2. Zestoden

Dorsoventral abgeflachter, bandförmig gegliederter Körper; Skolex, Proliferationszone, Strobila mit je nach Art wenigen oder tausenden Gliedern (Proglottiden). Synzytiales **Tegument** (Absorptions- und Exkretionsorgan). Verdauungskanal fehlt. **Zwitter** (je nach Art ein oder zwei Geschlechtssätze): je nach Art kompakter Hoden oder Hodenbläschen, Samenleiter (Vas deferens), Zirrhus (Korpulationsorgan), Ovar (oft zweilappig), Dotterstock, Vagina, Receptaculum seminis, Uterus, Genitalporus. Exkretionssystem.

Entwicklung mit ein- oder mehrfachem **Wirtswechsel** (obligat heteroxene Entwicklung). Im Endwirt (Vertebraten, fast ausschließlich im Dünndarm!) geschlechtsreife Würmer; in freier Außenwelt Ei mit Onkosphäre ("Sechshakenlarve"); im Zwischenwirt (je nach Zestodenart: Vertebrat oder Evertebrat) Larvalstadien (Metazestoden, "Finnen") mit Kopfanlage(n) (*Protoskolizes*); bei einigen Arten ungeschlechtliche Vermehrung (= Generationswechsel; bei Echinococcus spp., Multiceps, Mesocestoides).

Postembryonale Entwicklung bei zyklophylliden Zestoden:

1. Larve (im "Ei")		2. Larve (im 1. ZW)		3. Larve (im 2. ZW)
Onkosphäre	->	Cysticercoid	->	Tetrathyridium
"	->	Cysticercoid		
"	->	Cysticercus		
"	->	Coenurus		
"	->	Echinococcus		

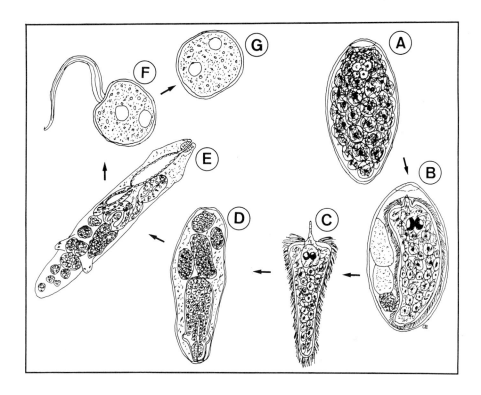

Abb. 1.9.
Exogene Entwicklungsstadien von Fasciola hepatica (nach THOMAS, 1883):
- (A) frisch ausgeschiedenes, nicht embryoniertes Ei
- (B) Ei mit Mirazidium
- (C) freies Mirazidium
- (D) Sporozyste (in Zwergschlammschnecke)
- (E) Redie (in Zwergschlammschnecke)
- (F) Zerkarie (in Außenwelt)
- (G) Metazerkarie (an Pflanze)

Morphologie von Zestoden (am Beispiel einer Taenia sp.; Abb. 1.10.):

Skolex	= Bandwurmkopf mit Halteorganen: • bei Pseudophyllidea: zwei spaltförmige Sauggruben (Bothrien) • bei Cyclophyllidea: vier Saugnäpfe, oft mit vorstülpbaren Rostellum, dieses mit oder ohne Hakenkränze
Proliferationszone	= ungegliederter Hals; Wachstumszone, aus der die Strobila sproßt
Strobila	= segmentierte Gliederkette, nur aus wenigen (z. B. Echinococcus spp.) oder bis zu 2000 (z. B. Taenia saginata) *Proglottiden* (Bandwurmglieder) bestehend; von Proliferationszone ausgehend zuerst unreife, dann geschlechtsreife, zuletzt gravide (eitragende) Proglottiden
gravide Proglottide	= • **Form**: länger als breit (z. B. Taenia spp., Dipylidium) oder breiter als lang (z. B. Moniezia spp., Mesocestoides) • **Genitalporus**: flächenständig (z. B. Mesocestoides, Diphyllobothrium latum) oder randständig (unilateral: z. B. Taenia spp.; bilateral: z. B. Moniezia spp., Dipylidium) gelegen • **Uterus**: vorhanden (tannenbaum-, sackförmig bei Taenien bzw. Echicococcus spp.) oder aufgelöst, mit zahlreichen Bandwurmeiern (Moniezia, Dipylidium)
"Ei"	= *Onkosphäre* ("Sechshakenlarve"; Infektionsstadium für ZW), umgeben von *Embryophore* (z. B. radiär gestreifte Schale bei Taeniiden; birnenförmiger Apparat bei Anoplozephaliden); zusätzlich bei einigen Arten eine *Eikapsel* (z. B. bei Anoplozephaliden)

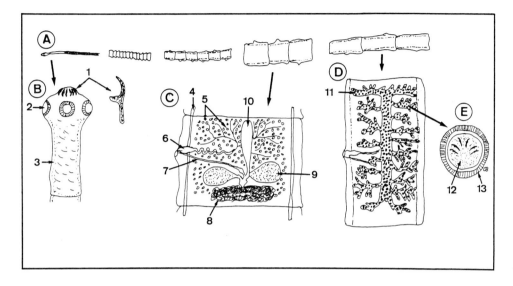

Abb. 1.10.
Morphologie eines Zestoden (Taenia sp.; schematisch):
(A) Strobila
(B) Skolex
    (1) Rostellum mit Hakenkränzen (Haken)
    (2) Saugnäpfe
    (3) Proliferationszone
(C) geschlechtsreife Proglottide
    (4) Exkretionskanal
    (5) Hodenbläschen
    (6) Zirrhus mit Vas deferens
    (7) Vagina
    (8) Dotterstock
    (9) zweilappiges Ovar
   (10) Uterus
(D) gravide Proglottide
   (11) eigefüllter Uterus
(E) "Ei"
   (12) Onkosphäre
   (13) Embryophore

Metazestodenformen (Finnen) bei zyklophylliden Zestoden (Abb. 1.11.):

- Cysticercoid = Protoskolex in kleiner, flüssigkeitsgefüllter Blase mit solidem Schwanzanhang, der noch die sechs Onkosphärenhaken trägt. Meist in Evertebraten (z. B. bei Anoplozephaliden, Dipylidium, Mesocestoides).

- Cysticercus = reiskorn- bis walnußgroße, flüssigkeitsgefüllte, schwanzlose Blase; im Innern an einem Stiel eingestülpter Protoskolex. Ausschließlich in Säugetieren (bei Taenia spp.).

- Strobilocercus = erbsengroße Blase; Proglottidenbildung bereits vorhanden als solider, gegliederter, am Ende mit einer Blase ausgestatteter, junger Bandwurm; ein Protoskolex. In Nagetieren (bei Hydatigera taeniaeformis).

- Coenurus = bis hühnereigroße, flüssigkeitsgefüllte, doppelwandige Blase; an deren Innenwand einzeln an Stielchen mehrere hundert eingestülpte Protoskolizes. Ausschließlich in Säugetieren (bei Multiceps spp.).

- Echinococcus hydatidosus (E. cysticus) = walnuß- bis kindskopfgroße, flüssigkeitsgefüllte, doppelwandige Blase; äußere Schicht als Kutikularschicht von Wirtsgewebe umgeben; aus Innenwand (zelluläre Germinativ- oder Keimschicht) sich einzelne, eingestülpte Protoskolizes oder stecknadelkopfgroße *Brutkapseln* (enthalten bis ca. 20 Protoskolizes) abschnürend; freie, in der Flüssigkeit schwimmende Brutkapseln ("Hydatidensand"); mit *endogener Tochterblasenbildung*. Ausschließlich in Säugetieren (Finne von Echinococcus granulosus).

- Echinococcus alveolaris = anfangs solide, später schlauchförmige, ineinander verschlungene, infiltrativ wachsende Stränge (Bild eines soliden Tumors) mit zweischichtiger Wand (außen: lamelläres Tegument; innen: zelluläre Keim- oder Germinativschicht); an der Keimschicht kleine (≤ 1 mm) Bläschen (Brutkapseln), in deren Innern eingestülpte Protoskolizes. Ausschließlich in Säugetieren (Finne von Echinococcus multilocularis).

- Tetrathyridium = mehrere cm langer, dünner, parenchymatöser Strang, an dessen breiterem Vorderende eingestülpter Protoskolex; teilweise ungeschlechtliche Vermehrung durch Knospung. In Amphibien, Reptilien, Vögeln (als 2. ZW von Mesocestoides spp.).

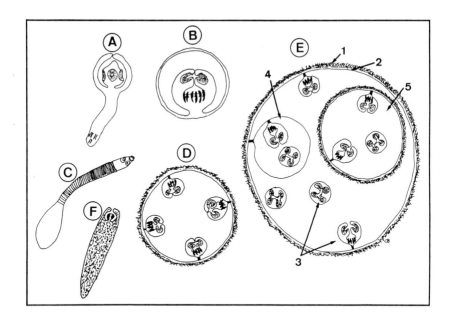

Abb. 1.11.
Metazestodenformen (Finnen) bei zyklophylliden Zestoden:
  (A) Cysticercoid
  (B) Cysticercus
  (C) Strobilocercus
  (D) Coenurus
  (E) Echinococcus granulosus
      (1) Kutikularschicht
      (2) Keimschicht
      (3) Protoskolizes
      (4) Brutkapsel
      (5) endogene Tochterblase
  (F) Tetrathyridium

1.3.2.3. Nematoden

Meist fadenförmiger, im Querschnitt runder Körper. Nichtzelluläre **Kutikula**, Hautmuskelschlauch. Vorderdarm: Mundöffnung oft von Lippen, Zähnen u. a. umgeben; oft Mundkapsel; muskulöser (**rhabditoider**, **oxyuroider** oder **strongyloider**) oder drüsiger (**trichuroider**) Oesophagus; rohrförmiger Mitteldarm, Enddarm mit Anus. **Getrennt geschlechtlich** (parasitische Stadien von Strongyloides spp.: Parthenogenese); männliche Geschlechtsorgane meist unpaar: Hodenschlauch, Samenleiter, Ejakulationsgang zusammen mit Enddarm in Kloake mündend, akzessorische männliche Begattungshilfsorgane (bei Strongylida: Spikula, Gubernakulum; Bursa copulatrix; bei Ascaridida, Oxyurida: Kaudalflügel); weibliche Geschlechtsorgane meist paarig: Ovar, Eileiter, Uterus, Ovijektor, Vagina (meist in vorderer Körperhälfte, bei Strongylida kaudal gelegen). Exkretionssystem mit Exkretionsporus. Sinnesorgane (z. B. Zervikal-, Analpapillen) (Abb. 1.12. und 1.13.; Tabelle 1.1.).

Tabelle 1.1.

Vereinfachter Schlüssel zur Bestimmung
parasitisch lebender *Nematoden* (adulte Stadien)
(Eingruppierung in Ordnungen; mit Beispielen)

---

(1) a) Trichuroider Oesophagus.............. **ENOPLIDA**
Trichuris, Capillaria, Trichinella
b) muskulöser Oesophagus............... (2)

(2) a) parasitisch nur Weibchen............ **RHABDITIDA**
Strongyloides
b) parasitisch Männchen u. Weibchen..... (3)

(3) a) Männchen mit Bursa copulatrix
und 2 Spikula...................... **STRONGYLIDA**
Strongyliden, Ankylostomen, Trichostrongyliden
b) Männchen ohne Bursa copulatrix....... (4)

(4) a) oxyuroider Oesophagus............... **OXYURIDA**
Oxyuris, Syphacia
b) strongyloider Oesophagus............ (5)

(5) a) Vorderende mit 3 großen Lippen;
Männchen meist mit Präanalsaugnapf... **ASCARIDIDA**
"Spulwürmer"
b) Vorderende ohne, mit 2, 4 oder 6 Lippen;
Männchen ohne Präanalsaugnapf........ **SPIRURIDA**
Spiruriden, Filarien

Abb. 1.12.
Morphologie von Nematoden
(schematisch):
- (A) Mundkapsel
- (B) Oesophagus
- (C) Mitteldarm
- (D) Exkretionsporus
- (E) Ovarien
- (F) Uterus
- (G) Vagina
- (H) Anus
- (I) Hoden
- (K) Kloake
- (L) Spikula

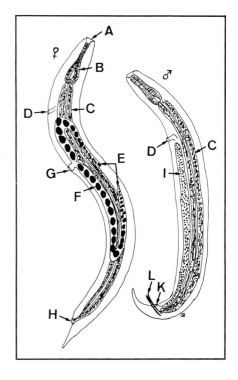

Abb. 1.13.
Morphologie der Bursa
copulatrix (am Beispiel
Ostertagia ostertagi):
- (A) Spikula
- (B) Gubernakulum
- (C) Muskelrippen
- (D) Bursalappen

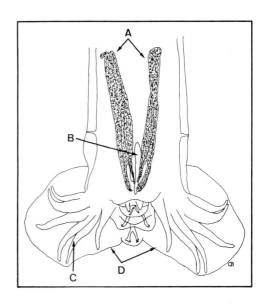

Oesophagus-Typen bei Nematoden (Abb. 1.14.):

- rhabditoid/rhabditiform = **muskulöser**, sanduhrförmiger Oesophagus mit Präbulbus, Isthmus und Endbulbus, dieser (bei freilebenden Nematoden) mit "Klappenapparat"

- oxyuroid = **muskulöser** Oesophagus mit Endbulbus (z. B. bei adulten Oxyuriden, 1./2. Larven von Magen-Darm-Strongyliden)

- strongyloid/filariform = **muskulöser**, flaschenförmiger Oesophagus ohne ausgeprägten Bulbus (z. B. bei infektiösen Drittlarven und Adulten von Magen-Darm-Strongyliden)

- trichuroid = **drüsiger** Oesophagus (Anfangsteil: muskulös); Lumen von einem Zellkörper (**Stichosom**) umgeben (bei Trichuris spp., Capillaria spp., Trichinella spp.)

Entwicklung **ohne** (z. B. Magen-Darm-Strongyliden, Trichuris) oder **mit** (z. B. Protostrongyliden, Filarien) **Wirtswechsel** (homoxene oder heteroxene Entwicklung), bisweilen Einschaltung von paratenischen Wirten (z. B. bei Toxocara spp.). Entwicklung **ohne Generationswechsel** (Ausnahme: Parthenogenese bei Strongyloides spp.). Entwicklung vom Ei bis zum Adultstadium verläuft exogen und endogen über insgesamt vier Larvenstadien, die durch drei Häutungsprozesse voneinander getrennt sind. Weibchen sind **ovipar** (setzen m. o. w. stark gefurchte Eier ab; z. B. Magen-Darm-Strongyliden, Askariden), **ovovivipar** (setzen bereits embryonierte Eier ab; z. B. Strongyloides spp., Dictyocaulus spp.) oder **vivipar** (setzen 1. Larven ab; z. B. Trichinella spiralis).

Exogene Entwicklung von Nematoden am Beispiel der Magen-Darm-Strongyliden (Abb. 1.15.):

- **Unembryoniertes Ei** = frisch ausgeschiedenes Ei mit Furchungskugeln (Blastomeren)

- **Embryoniertes Ei** = älteres Ei mit 1. Larve

- **freie 1./2. Larven** = fadenförmig, Vorderende rund, Hinterende spitz auslaufend, Oesophagus *oxyuroid* (mit Endbulbus), Mitteldarmzellen granuliert, *ohne* Scheide

- **freie 3. Larve** = infektiöses Stadium; fadenförmig, Vorderende abgerundet, Hinterende m. o. w. lang ausgezogen, Oesophagus *strongyloid* (flaschenförmig, ohne Endbulbus), Mitteldarmzellen gut erkennbar, *mit* Scheide (= nicht abgeworfene Kutikula der 2. Larve)

Abb. 1.14.
Oesophagus-Typen
bei Nematoden:
  (A) rhabditoid
  (B) oxyuroid
  (C) strongyloid
  (D) trichuroid

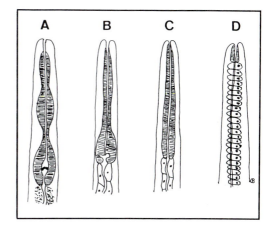

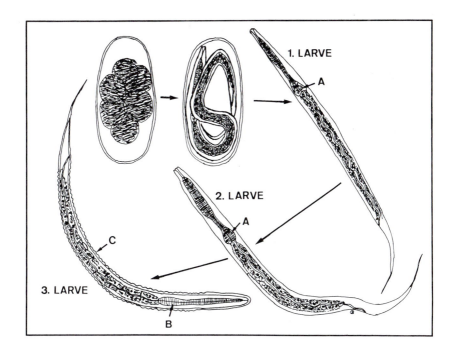

Abb. 1.15.
Exogene Entwicklung von Magen-Darm-Strongyliden:
  (A) oxyuroider Oesophagus
  (B) strongyloider Oesophagus
  (C) Scheide

Endogene Entwicklung von Nematoden:
* während und nach einer **histotropen Phase** in der Schleimhaut des Magen-Darm-Traktes (z. B. Trichostrongyliden)
* während und nach einer **somatischen Wanderung** (z. B. "große Strongyliden" der Equiden)
* während und nach einer **Blut-Lungenwanderung** (z. B. Strongyloides spp., Ankylostomen)
* während und nach einer **Blut-Leber-Lungenwanderung** (z. B. Toxocara spp.)
* während und nach einer **Lymph-Blut-Lungenwanderung** (z. B. Metastrongyliden)

Hypobiose = vorübergehende Hemmung der definitiven Entwicklung bei (Tricho)strongyliden und Dictyocaulus spp.; hypobiotische/ inhibierte Stadien in der Magen-Darm-Schleimhaut bzw. in Bronchien

spring egg rise = erhöhte Eiproduktion der im Wirtstier überwinterten (Tricho)strongyliden u. a. aufgrund hormoneller Umstellungen bei Muttertieren nach dem Abkalben/Ablammen (periparturient egg rise)

1.3.3. **A r t h r o p o d e n**

1.3.3.1. **Arachnida (Milben und Zecken)**

Ungegliederter Körper; bei Larven 3, bei Adulten und Nymphen **4 Beinpaare**; am Endglied des 1. Beinpaares bei Zecken **Hallersches Organ** (Sinnesorgan, Chemorezeptor). **Chitinöses Exoskelett**. Mundwerkzeuge: zwei **dreigliedrige**, oft **scherenförmige Chelizeren**, zwei mehrgliedrige **Pedipalpen** (Taster), **Antennen fehlen**; bei Zecken ein Hypostom. Verdauungskanal mit ventral gelegenem Anus. Getrenntgeschlechtlich. Atmungssystem (Tracheen) mit - wenn vorhanden - ventral gelegenen paarigen Atemöffnungen (Stigmen) (Abb. 1.16.; siehe Tabelle 1.2.).

Abb. 1.16.
Morphologie von Schildzecken:
  (A) Hypostom
  (B) Palpen
  (C) Genitalöffnung
  (D) Anus
  (E) Stigmen

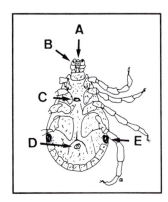

Geschlechtliche Fortpflanzung (Ausnahmen). Entwicklung über *Ei*, ein *Larven*stadium, ein *Nymphen*stadium (z. B. Ixodidae) oder mehrere Nymphenstadien (z. B. Meso-, Astigmata) zu *Adulten*.

Tabelle 1.2.

```
------------------------------------------------------------------
            Vereinfachter Schlüssel zur Bestimmung
       parasitologisch wichtiger Arthropoden in Mitteleuropa
                        (adulte Stadien)
------------------------------------------------------------------
```

(1) a) Ungegliederter Körper; keine
       Antennen; 4 Beinpaare.......... (2) **ARACHNIDA**
    b) dreigliedriger Körper; mit
       Antennen; 3 Beinpaare.......... (3) **INSECTA**

(2) a) meist > 1 mm; Mundwerkzeuge
       mit Hypostom................... **ZECKEN** (siehe Tab. 1.3.)
    b) meist < 1 mm; Mundwerkzeuge
       ohne Hypostom.................. **MILBEN**

(3) a) flügellos..................... (4)
    b) geflügelt...................... (5)

(4) a) Körper m. o. w. dorsoventral
       abgeplattet.................... **ANOPLURA** (Läuse)
                                       MALLOPHAGA (Haarlinge)
                                       HETEROPTERA (Wanzen)
                                       Melophagus ovinus
    b) Körper seitlich komprimiert.... **SIPHONAPTERA** (Flöhe)
    c) Körper mit "Wespentaille"; stark
       abgeknickte Antennen........... **AMEISEN**

(5) a) mit zwei Flügelpaaren.......... **LIBELLEN**
                                       KÄFER
                                       BIENEN
                                       WESPEN
                                       SCHMETTERLINGE
    b) mit einem Flügelpaar........... (6) **DIPTERA** (Zweiflügler)

(6) a) Körper i. d. R. schlank; fadenförmige
       Antennen mit > 6 gleichartigen
       Gliedern....................... (7) **NEMATOCERA** (Mücken)
    b) Körper gedungen, walzenförmig;
       kurze Antennen mit 3 unterschied-
       lich geformten Gliedern........ (8) **BRACHYCERA** (Fliegen i.w.S.)

(7) a) Antennenglieder stab- oder
       perlenförmig und behaart....... **CULICIDAE** (Stechmücken)
                                       PHLEBOTOMIDAE
                                       (Schmetterlingsmücken)
                                       CERATOPOGONIDAE (Gnitzen)
    b) Antennenglieder wie gedrechselt
       und unbehaart.................. **SIMULIIDAE** (Kriebelmücken)

(8) a) Antennen mit Arista............ **MUSCIDAE** (Fliegen i.e.S.)
                                       CALLIPHORIDAE
                                       (Schmeißfliegen)
    b) Antennen ohne Arista........... **TABANIDAE** (Bremsen)

Unterscheidung von *Lederzecken* (A) und *Schildzecken* (I):
- morphologisch = siehe Tab. 1.3., Abb. 1.17.
- biologisch = Blutmahlzeit (**Repletion**):
  A: Nymphen und Adulte mehrfach saugend
  (Dauer jeweils Minuten bis Stunden)
  I: Larven, Nymphen, Adulte nur jeweils
  einmal saugend (Dauer mehrere Tage)
  Vermehrung:
  A: mehrfache Paarung und Eiablage nach
  jeder Blutmahlzeit
  I: einmalige Paarung und Eiablage
  Lebensraum:
  A: in Nestern, Dachböden, Stallungen
  I: meist im Freien

Einteilung von *Schildzecken*:
- einwirtige Arten = Larven, Nymphen und Adulte saugen an demselben Wirt, Eiablage auf dem Boden (einige tropische Zeckenarten)
- zweiwirtige Arten = Larven und Nymphen saugen an demselben Wirt, vollgesogene Nymphe häutet sich auf dem Boden, Adulte suchen neuen Wirt, Eiablage auf dem Boden (z. B. Rhipicephalus bursa)
- dreiwirtige Arten = Larven, Nymphen und Adulte saugen jeweils an einem neuen Wirt, Eiablage auf dem Boden (z. B. Ixodes ricinus, Rhipicephalus sanguineus)

1.3.3.2. Insekten (Hexapoda)

Imago (= Adultus, geschlechtsreifes Stadium) mit **dreigliedrigem Körper** (Caput, Thorax, Abdomen); Körper walzenförmig (z. B. Fliegen), dorso-ventral abgeplattet (z. B. Anoplura, Mallophagen), seitlich komprimiert (Flöhe); **drei Beinpaare**; Dipteren geflügelt (oft rudimentär). Chitinöses Exoskelett. Getrenntgeschlechtlich (Geschlechtsdimorphismus). Atmungssystem (Tracheen) mit Atemöffnungen (Stigmen) (siehe Tabelle 1.2.; Abb. 1.18.).

Abb. 1.18.
Morphologie einer Stechmücke (schematisch):
- (A) Rüssel
- (B) Palpen
- (C) Antennen
- (D) Augen
- (E) Kopf
- (F) Thorax
- (G) Abdomen
- (H) 1. Beinpaar
- (I) 2. Beinpaar
- (K) 3. Beinpaar
- (L) Flügel

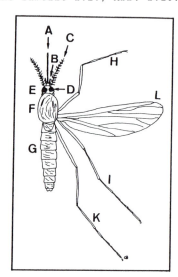

Tabelle 1.3.

Schlüssel zur Bestimmung
von in Mitteleuropa heimischen oder häufig eingeschleppten *Zecken*
(adulte Stadien)
---

(1) a) Capitulum von dorsal nicht
    sichtbar; kein Rückenschild.... ARGASIDAE (Lederzecken) (A)
  b) Capitulum von dorsal sichtbar;
    mit Rückenschild.............. (2) IXODIDAE (Schildzecken) (B)

(2) a) Analfurche[1] **vor** Analöffnung.... IXODES (D)
  b) Analfurche[1] **hinter** Analöffnung. (3) (C)

(3) a) 2. Palpensegment[2] nach lateral
    vorspringend; Schild ohne Augen **HAEMAPHYSALIS** (E)
  b) 2. Palpensegment[2] nicht nach
    lateral vorspringend; Schild
    mit Augen..................... (4) (F)

(4) a) Basis capituli[2] seitlich
    vorspringend, sechseckig....... RHIPICEPHALUS (G)
  b) Basis capituli nicht seitlich
    vorspringend, viereckig........ DERMACENTOR (H)

---
[1] von ventral sichtbar;   [2] von dorsal sichtbar

Abb. 1.17.
Morphologische Merkmale
zur Zeckenbestimmung
(zu Tab. 1.3.)

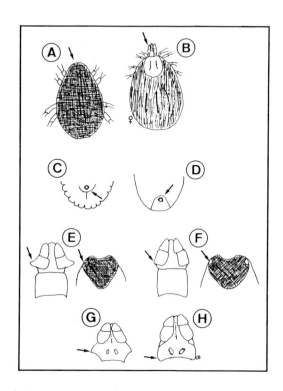

Caput	= **Mundwerkzeuge** ("Rüssel": Mandibeln, Maxillen, Unterlippe, Oberlippe, Hypopharynx) stechend-saugend (z. B. Anoplura, Flöhe), leckend-saugend (z. B. Musca spp.), beißend-kauend (Mallophaga) oder rudimentär (z. B. Gasterophilidae, Hypodermatidae); **paarige Antennen** (Fühler) mit drei Gliedern (Brachycera; bei diesen mit Ausnahme der Tabanidae auf dem 3. Antennenglied **Arista**) oder mehr als sechs Gliedern (Nematocera); **Einzelaugen** (Flöhe), **Fazettenaugen** (Dipteren), rudimentäre Augen (z. B. Mallophaga) oder **augenlos** (verschiedene Lausarten)
Thorax	= dreigliedrig, jedes Segment mit einem Paar fünfgliedriger Extremitäten, diese mit Halteapparaten; flügellos oder geflügelt (Flügel bei vielen Arten zurückgebildet)
Abdomen	= segmentiert; enthält Geschlechtsorgane und den Großteil der Verdauungsorgane

Geschlechtliche Fortpflanzung (Ausnahmen). Weibchen sind **ovipar** (Ablage von Eiern; z. B. Anoplura, Muscidae, Flöhe) oder **larvipar** (Glossina spp., Hippoboscidae). Postembryonale Entwicklung über mehrere Larvenstadien, z. B. 3 (z. B. Anoplura, Muscidae, Flöhe), 4 (z. B. Culicidae) oder 6 (z. B. Simuliidae, Tabanidae); bei holometabolen Insekten zusätzlich Einschaltung eines Puppenstadiums.

Entwicklungsformen bei Insekten:

♦ hemimetabol		= unvollkommene Metamorphose, über: Ei, Larvenstadien, Imago); Larvenstadien ähneln m. e. w. den Adulten, ohne Puppenstadium (Heteroptera, Anoplura, Mallophaga)
♦ holometabol		= vollkommene Metamorphose, über: Ei, Larvenstadien, Puppenstadium, Imago); Jugendstadien (Larven, Puppen) und Adulte morphologisch unterschiedlich (Diptera, Siphonaptera)
	Larven	= meist **apod** (fußlos); **euzephal** (mit Kopfkapsel; z. B. Nematocera) oder **azephal** (ohne Kopf; z. B. Brachycera); 12 Segmente; • bei Muscidae: typisches *Zephalopharyngealskelett* mit Mundhaken, gattungstypisch geformte *Stigmenplatten* mit Stigmenschlitzen (Abb. 1.19.)
	Puppen	= Mumienpuppe (beweglich; Nematocera), Tönnchenpuppe (bewegungslos; z. B. Brachycera)

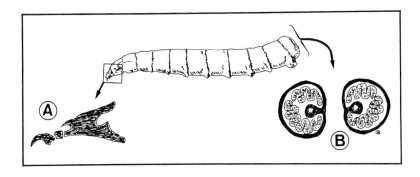

Abb. 1.19.
Morphologie einer Drittlarve von Musca domestica:
(A) Zephalopharyngealskelett
(B) Stigmenplatten

1.3.4. Schnecken

Morphologische Charakteristika einiger als *Zwischenwirte* dienender, mitteleuropäischer Schnecken (siehe Tabelle 1.4):

- Lymnaea truncatula = "Zwergschlammschnecke"; *amphibisch* lebende Gehäuseschnecke, rechtsgewunden, spitz getürmt, tiefe Nähte, meist < 1 cm groß.
 (ZW von Fasciola hepatica)

- Planorbiden = "Posthornschnecken"; *aquatisch* lebende Tellerschnecken, bis 3 cm Durchmesser.
 (ZW von Pansenegeln)

- Zebrina spp. = *xerophile* Landlungenschnecken, Gehäuse rechtsgewunden, spitzkegelig, flache Nähte, sehr dicke Gehäusewand, bis 2 cm hoch.
 (1. ZW von Dicrocoelium dendriticum; ZW von Protostrongyliden)

- Helicella spp. = *xerophile* Landlungenschnecken, Gehäuse rechtsgewunden, stumpfkegelig, flache Nähte, sehr dicke Gehäusewand, ca. 1 cm Durchmesser.
 (1. ZW von Dicrocoelium; ZW von Protostrongyliden)

- Cepaeiden = Gehäuseschnecken, rechtsgewunden, stumpfkegelig, mäßig tiefe Nähte, häufig bunt gebändert, 1 – 2 cm Durchmesser.
 (ZW von Protostrongyliden)

Tabelle 1.4.

Morphologische Merkmale zur Bestimmung von *Schnecken*
---

(1) Lebensraum:

    terrestrisch lebend   <>   amphibisch/aquatisch lebend

(2) (Nicht)vorhandensein eines Gehäuses:

    Nacktschnecke   <>   Gehäuseschnecke

(3) Gehäuseform:

    Tellerschnecke   <>   getürmte Schnecke

(4) Turmform:

    stumpfkegelig   <>   spitzkegelig

(5) Gehäusenähte:

    flach   <>   tief

(6) Wachstumsrichtung des Gehäuses:

    linksgewunden   <>   rechtsgewunden
    (Gehäuseöffnung links)   (Gehäuseöffnung rechts)

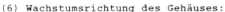

Lymnaea truncatula

2. PARASITOLOGISCHE UNTERSUCHUNGSMETHODEN

2.1. Probenversand

Beim Versand von Proben zur parasitologischen Untersuchung sind folgende *Grundregeln* zu beachten:

- Im Begleitschreiben immer angeben: Tierart, Alter, Besitzer, kurzer Vorbericht (z. B. Auslandsaufenthalt: wann?, wo?; gehäuftes Auftreten parasitenverdächtiger Veränderungen im Tierbestand; Verdachtsdiagnose), gewünschte Untersuchung

- Zur parasitologischen Untersuchung sind *Mindestprobenmengen* von Kot, Blut oder Haut erforderlich (siehe entsprechende Kapitel)!

- Beim Postversand von Untersuchungsmaterial sind gesetzliche Vorschriften zu beachten (siehe Tab. 2.1.).

- Proben *schnellstmöglich*, ab besten gekühlt zur Untersuchung kommen lassen (Bahnexpreß, Schnellpaket).

2.2. Laborausrüstung

Minimalanforderungen an die Ausrüstung eines kleinen Labors in der Groß- und Kleintierpraxis, um parasitologische Untersuchungen von Kot, Hautgeschabsel und Blut durchführen zu können:

- Strom- und Wasseranschluß
- Kühlschrank
- Spülbecken
- Mikroskop (mit Lupen-, 10x-, 40x-, 100x-Öl-Objektiv)
- (Auflichtmikroskop)
- Immersionsöl
- Objektträger und Deckgläser
- Pasteurpipetten
- hohe, schmale Bechergläser (Inhalt ca. 250 ml)
- Petrischalen (ø 10 - 12 cm)
- "Teesiebe" (mit möglichst enger Maschenweite)
- Trichterständer (Stativ mit Ring)
- größere und kleinere Haushaltstrichter
- Schlauchklemmen und Gummischlauch
- Gaze
- Spatel (aus Holz, besser aus Glas oder Metall)
- Scheren, Pinzetten
- Mörser und Pistill
- Drahtöse (rechtwinkelig abgebogen, ø ca. 6 mm)
- Laborwecker
- Butangas-Brenner für auswechselbare Kartuschen (oder Bunsen-Brenner mit installiertem Gasanschluß)
- gesättigte Salzlösungen (NaCl oder ZnCl-NaCl)
- Färbelösungen (Methylenblau, Karbolfuchsin, GIEMSA)
- Methanol
- Kalilauge (10 %)
- Formaldehyd 37 %
- (Zentrifuge, Zentrifugenröhrchen)

Tabelle 2.1.

               Gesetzliche Vorschriften für den Postversand
                    von medizinischem Untersuchungsgut
              (siehe: Deutsches Tierärzteblatt 38, 1990, S. 12)

"Die Absender von medizinischem und biologischen Untersuchungsgut müssen *sicherstellen*, daß die Sendungen derart verpackt sind, daß sie den Bestimmungsort in gutem Zustand erreichen und während des Versandes *keinerlei Gefahr* für Mensch, Tier und Umwelt darstellen." Zugelassen sind zum Versand nur bestimmte, *fest verschließbare, bruch- und auslaufsichere Versandverpackungen*. "Biologische Stoffe, die für Mensch oder Tier *infektiös* sind oder bei denen ein entsprechend begründeter *Verdacht* gegeben ist, müssen... zusätzlich unter Wertangabe versandt werden, um die Bearbeitung mit automatischen Sortiermaschinen auszuschließen. Die Sendung muß auf der Aufschriftseite links neben der Aufschrift den auffälligen Vermerk *"Medizinisches Untersuchungsgut - Vorsicht infektiös!"* tragen."

2.3. Kotuntersuchung

2.3.1. Untersuchungsmaterial

♦ **Mindestprobenmenge** für parasitologische Kotuntersuchungen:

- ♦ bei Equiden, Wiederkäuern, Schwein: 20 - 30 g Kot
- ♦ bei Fleischfressern, Affen: 5 - 10 g Kot
- ♦ bei Heimtieren, Vögeln: 2 - 3 g Kot.

♦ Von Tiergruppen (Ausnahme: Geflügel) keine Sammelkotproben, sondern immer nur Einzelkotproben von mehreren Tieren entnehmen! Kotproben rektal entnehmen; wenn nicht möglich, frisch abgesetzten Kot verwenden.
♦ Mit dem Kot ausgeschiedene Würmer/Wurmteile immer *getrennt* von der Kotprobe verpackt versenden.
♦ Zu bestimmende Würmer/Wurmteile *nicht* fixieren! Fixierung von Kotproben (z.B. bei Fleischfressern oder Affen) in MF-Lösung (siehe S. 56) möglich.

Anzuwendende Verfahren zur parasitologischen Kotuntersuchung je nach Tierart, Vorbericht und Verdachtsdiagnose unterschiedlich (siehe Tab. 2.2.).

2.3.2. Makroskopische Untersuchung

Vor weiteren Untersuchungen Kotproben immer **zuerst makroskopisch** auf abgegangene Nematoden (z. B. Askariden, Oxyuren), Bandwurmglieder u. a., eventuell nach Aufschwemmung in Wasser, untersuchen. Verdächtige, aber eingetrocknete Gebilde vorher in Wasser einweichen. Bandwurmglieder können zur besseren Differenzierung in Milchsäure-Karminlösung angefärbt, Nematoden mit Laktophenol aufgehellt werden.

♦ **Milchsäurekarminfärbung von Bandwurmgliedern**

Ausrüstung
Mikroskop, Färbeküvetten, Objektträger, Milchsäurekarmin-Lösung, Alkoholreihe (70 %, 80 %, 96 %, absolut), Nelkenöl.

Vorbereitung
Herstellung der Milchsäurekarmin-Lösung:
    Karminsäure (Merck Nr. 211)   0,6 g
    Milchsäure 30 % (Merck Nr. 366)   200,0 g
    kochen, kalt filtrieren.

Durchführung
1. Unfixierte Proglottiden in Wasser reinigen;
2. in Milchsäurekarmin-Lösung je nach Größe für 1 - 6 Stunden einlegen;
3. gefärbte Proglottiden in fließendem Wasser wässern, bis sie bläuliche Farbe angenommen haben;
4. Proglottiden zwischen zwei Objektträger pressen, 70 %igen Alkohol zwischen Objektträger geben, danach je nach Dicke für je 30 min in mehrere Stunden zur Entwässerung in 70 %, 80 %, 95 % und absolutem Alkohol belassen;
5. entwässerte Proglottiden wie oben pressen und mit Nelkenöl überschichten, darin belassen, bis völlige Transparenz erreicht;
6. mikroskopieren.

Tabelle 2.2.: Methoden zur parasitologischen Kotuntersuchung

Untersuchungs-verfahren	Wieder-käuer	Equiden	Schweine	Fleisch-fresser	Heimtiere	Igel	Reptilien	Primaten	Zoosäuge-tiere	Vögel
makroskop. Untersuchung	X	X	X	X	X	X	X	X	X	X
Flotations-verfahren	X	X	X	X[2)3)]	X	X		X	X	X
Sedimentations-verfahren	X	(X)	(X)			X			X	(X)
Trichterauswan-derverfahren	X	(X)	(X)	(X)		X		X	X	
MIFC-Verfahren				X[3)]			X	X[4)]		
Karbolfuchsin-Färbung	X[1)]		X[1)]	X[1)]				(X)		(X)
Telemann-Verfahren								X[4)]		
Analabklatsch		(X)						(X)		

X = in jedem Fall durchzuführende Methode
(X) = in Verdachtsfällen durchzuführende Methode
1) bei Jungtieren
2) bei Fleischfressern Flotationsverfahren nur mit Lösungen mit spez. Gew. ≥ 1,28
3) bei Fleischfressern Flotationsverfahren oder MIFC-Verfahren
4) bei Primaten Telemannverfahren (nur Helminthenstadien), besser aber MIFC-Verfahren (auch Protozoenstadien)

2.3.3. Mikroskopische Untersuchung

2.3.3.1. Differenzierung von parasitären Stadien im Kot

Differenzierung von Helmintheneiern und (Oo)zysten nach "<u>G</u>röße, <u>F</u>orm, <u>S</u>chale, <u>I</u>nhalt" (Abb. 2.1.):

- ♦ Größe:
  je nach Protozoen- und Helminthenspezies unterschiedlich; (Längs)durchmesser bei Protozoen zwischen 5 µm (Kryptosporidien) und meist 30-40 µm (Eimerien), bei Helminthen zwischen 40 µm (Taeniiden, Dicrocoelium) und 150 µm (Fasciola)

- ♦ Form:
  - rund (z. B. Kryptosporidien, Eimeria zuerni, Taeniiden)
  - eiförmig (z. B. Eimeria bovis, Fasciola)
  - längsoval/elliptisch-symmetrisch (z. B. Magen-Darm-Strongyliden)
  - längsoval-asymmetrisch (z. B. Oxyuris)
  - zitronenförmig (Trichuris, Capillaria)
  - polymorph (z. B. Anoplozephaliden)

- ♦ Schale:
  - dünn (z. B. Giardien, Magen-Darm-Strongyliden) oder dick (z. B. Eimeria leuckarti, Askariden)
  - ununterbrochen (z. B. Giardien, Magen-Darm-Strongyliden), an **einem** Pol unterbrochen (mit Mikropyle: viele Eimerienarten; mit Deckel: z. B. Fasciola; mit Polpfropf: Oxyuris) oder an **beiden** Polen unterbrochen (mit Polpfröpfen: Trichuris, Capillaria)
  - farblos-grau (z. B. Magen-Darm-Strongyliden) oder gefärbt (gelblich: Fasciola; bräunlich: Eimeria leuckarti, Dicrocoelium; rötlich: Taeniiden)

- ♦ Inhalt:
  - bei Protozoen: eine runde Zelle (Sporont: z. B. Eimerien), Sporozysten (Sarcocystis), freie Sporozoiten (Kryptosporidien), Trophozoiten (Giardien)
  - bei Helminthen: eine runde Zelle (Zygote: z. B. Askariden), m. o. w. viele Furchungskugeln (Blastomeren: z. B. Magen-Darm-Strongyliden), "U-förmiger" Embryo (z. B. Strongyloides, Oxyuris), Erstlarve (z. B. Metastrongylus), Eizelle und zahlreiche Dotterzellen (z. B. Fasciola), Mirazidium (Dicrocoelium), Onkosphäre (Zestoden)

2.3.3.2. Kotuntersuchungsverfahren mit Anreicherung

Nachweis von parasitären Gebilden in Kotproben je nach Verfahren qualitativ oder (semi)quantitativ möglich.
Cave: Nur bei Darmprotozoen (Kokzidien) korreliert Anzahl der mit dem Kot ausgeschiedenen Stadien (Oozysten) mit der Befallsstärke. Aussagen über Befallsstärke anhand von koproskopischen Untersuchungen bei Trematoden und Zestoden nicht, bei Nematoden nur bei einigen Spezies (z. B. Magen-Darm-Strongyliden) unter bestimmten Voraussetzungen möglich (epidemiologische Voraussetzungen wie Wirtstieralter, Jahreszeit u. a. berücksichtigen !). Bewertung der Eiausscheidung (z. B. von Magen-Darm-Strongyliden) aber sinnvoll bei Überprüfung der anthelminthischen Wirksamkeit eingesetzter Präparate oder bei epidemiologischen Studien.

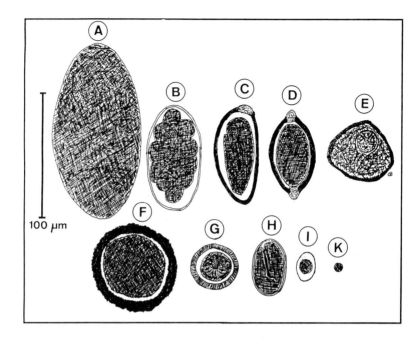

Abb. 2.1.
Größenverhältnisse und Formenvielfalt bei parasitären
Gebilden (Helmintheneier, Protozoenstadien) im Kot:
- (A) Fasciola-Ei
- (B) Magen-Darm-Strongyliden-Ei
- (C) Oxyuris-Ei
- (D) Trichuris-Ei
- (E) Anoplozephaliden-Ei
- (F) Toxocara-Ei
- (G) Taeniiden-Ei
- (H) Strongyloides-Ei
- (I) Eimerien-Oozyste
- (K) Kryptosporidien-Oozyste

◆ Flotationsverfahren mit gesättigter Kochsalz-Lösung
(nach FÜLLEBORN)

Prinzip
Parasitenstadien mit geringerem spezifischen Gewicht flotieren in Salzlösungen mit höherem spezifischen Gewicht.

Ausrüstung
Mikroskop, Objektträger, Deckgläser, schmale, hohe Bechergläser (ca. 250 ml), Teesiebe, Drahtöse (rechtwinkelig gebogen, ø ca. 6 mm), Mörser und Pistill, gesättigte Kochsalz-Lösung (spez. Gewicht 1,18 - 1,2).

Vorbereitung
Flotationslösung mindestens einen Tag vor Gebrauch (auf Vorrat) ansetzen: 340 g NaCl in 1 Liter Leitungswasser lösen, wiederholt umrühren.

Durchführung
1. Etwa einen Teelöffel Kot mit gesättigter Kochsalz-Lösung im Mörser verrühren,
2. Suspension durch Teesieb in Becherglas gießen, Rückstand im Sieb mit gesättigter Kochsalz-Lösung auswaschen, bis Becherglas 1/2 bis 3/4 gefüllt,
3. Becherglas mindestens 30 min stehenlassen,
4. von Suspensionsoberfläche mit Drahtöse mehrere Tropfen entnehmen (Öse nicht eintauchen !!; siehe Abb. 2.2.) und auf Objektträger verbringen, Deckglas auflegen,
5. zunächst bei schwacher (100fach), dann mit stärkerer Vergrößerung (200 - 400fach) untersuchen.

Nachweismöglichkeit
Sicher: Eier von Strongyloides, Magen-Darm-Strongyliden, Askariden, Anoplozephaliden sowie Oxyuren (wenn im Kot vorhanden !); Oozysten von Kokzidien (Ausnahme: bei Equiden: E. leuckarti; bei Kameliden: E. cameli).
Unsicher: Eier von Taeniiden, Trichuris, Capillaria, Spiruriden.
Kein Nachweis: Trematodeneier, Nematodenlarven, Amöben- und Giardienzysten.

Anmerkung
Qualitatives Verfahren.

◆ Kombiniertes Sedimentations-Flotationsverfahren mit Zinkchlorid-Kochsalz-Lösung

Prinzip
Parasitenstadien sedimentieren zuerst in Wasser, anschließend flotieren sie wegen ihres geringeren spezifischen Gewichtes in Salzlösungen mit höherem spezifischen Gewicht.

Ausrüstung
Mikroskop, Objektträger, Deckgläser, schmale, hohe Bechergläser (250 ml), Teesiebe, Mörser und Pistill, Zentrifuge, Zentrifugenröhrchen, klei-ne Trichter, Drahtöse (rechtwinkelig abgebogen, ø ca. 6 mm), Zinkchlorid-Kochsalz-Lösung (spezifisches Gewicht 1,3).

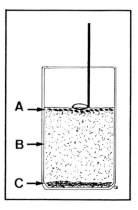

Abb. 2.2.
Abösen der flotierten Parasitenstadien:
(A) flotierte Helmintheneier, (oo)zysten
(B) Flotationslösung
(C) schwere Kotpartikel

Vorbereitung
Flotationslösung mindestens einen Tag vor Gebrauch (auf Vorrat) ansetzen: 220 g ZnCl + 310 g NaCl in 800 ml heißem Leitungswasser lösen, wiederholt umrühren.

Durchführung
1. Etwa einen Teelöffel Kot mit Wasser im Mörser verrühren,
2. Suspension durch Teesieb in Becherglas gießen, Rückstand mit Wasser auswaschen bis Becherglas 1/2 bis 3/4 gefüllt,
3. mindestens 30 min sedimentieren lassen (über Nacht im Kühlschrank),
4. Überstand dekantieren, 2 - 3 ml des Sediments in Zentrifugenröhrchen gießen, Röhrchen mit ZnCl-NaCl-Lösung auffüllen,
5. bei 1000 - 1500 U/min 3 min zentrifugieren,
6. von Suspensionsoberfläche mit Drahtöse mehrere Tropfen entnehmen (Öse nicht eintauchen !!; siehe Abb. 2.1.) und auf Objektträger verbringen, Deckglas auflegen,
7. zunächst bei schwacher (100fach), dann bei stärkerer Vergrößerung (200 - 400fach) untersuchen.

Nachweismöglichkeit
Sicher: Zestoden- (Ausnahme: Diphyllobothrium) und Nematodeneier, Oozysten/Sporozysten von Kokzidien (Ausnahme: Kryptosporidien; bei Equiden: E. leuckarti; bei Kameliden: E. cameli), Giardiazysten.
Unsicher oder kein Nachweis: Trematodeneier (werden deformiert), Nematodenlarven, Protozoentrophozoiten, Amöbenzysten.

Anmerkung
Qualitatives Verfahren.
· Zur Herstellung von Flotationslösungen mit einem spezifischen Gewicht von 1,28 - 1,32 können auch Lösungen mit *Zinksulfat* (760g $ZnSO_4$ in 1 Liter Wasser = Verfahren nach FAUST, modifiziert) oder *Haushaltszucker* (550 g Zucker in 443 ml Wasser + 7 ml 35 % Formalin) benutzt werden.
· Zinkhaltige Flüssigkeiten dürfen *nicht* in den Ausguß gelangen, sondern müssen zwecks Sondermüllbeseitigung (Schwermetall!) gesammelt werden!

Lit.: HINAIDY, H.K., F. KEFERBÖCK, C. PICHLER, J. JAHN (1988): Vergleichende koprologische Untersuchungen beim Rind. J. Vet. Med. B 35, 557-569

♦ Sedimentationsverfahren (nach BENEDEK)

Prinzip
Parasitenstadien mit hohem spezifischen Gewicht sedimentieren in Wasser schneller als Kotteilchen.

Ausrüstung
Mikroskop, Petrischalen, Bechergläser (250 ml), Teesiebe (mit möglichst kleiner Maschenweite), Mörser und Pistill, Pasteurpipetten, Methylenblau-Lösung (Merck Nr. 1287).

Durchführung
1. Etwa einen Teelöffel Kot im Mörser mit Wasser verrühren,
2. Suspension durch Teesieb in Becherglas gießen, Kot mit Wasser auswaschen bis Becherglas gefüllt,
3. 3 min sedimentieren lassen,
4. Überstand abgießen, Becherglas mit Wasser wieder auffüllen,
5. 3 min sedimentieren lassen,
6. Überstand abgießen (Sedimentation eventuell noch einmal wiederholen), Sediment in Petrischale überführen, einen Tropfen Methylenblau-Lösung mit Pasteurpipette hinzufügen,
7. bei schwacher Vergrößerung (40 - 100fach) untersuchen.

Nachweismöglichkeit
Sicher: **Trematodeneier** (Ausnahme: Dicrocoelium), Buxtonella-Zysten, bei Equiden und Kameliden Oozysten von E. leuckarti bzw. E. cameli.
Unsicher oder kein Nachweis: Zestoden- und Nematodeneier, Nematodenlarven, alle übrigen Protozoenstadien.

Anmerkung
Qualitatives Verfahren. Quantifizierung möglich (Sedimentationsverfahren modifiziert nach BORAY und PEARSON) durch Ansatz mit abgewogener Kotmenge, z. B. 10 g Kot.

♦ Trichterauswanderverfahren (nach BAERMANN)

Prinzip
Hydrophile **Nematodenlarven** wandern aus Kot ins Wasser und sedimentieren wegen ihrer Schwimmunfähigkeit.

Ausrüstung
Mikroskop, Petrischalen, Stativ mit Ring, Trichter (∅ ca. 12 cm) mit Gummischlauch, Schlauchklemme, engmaschige Teesiebe oder Gaze.

Vorbereitung
Gummischlauch über Trichterstutzen ziehen, Ende des Schlauches spitzwinkelig abschneiden. Trichter in Stativring hängen und Schlauchklemme so auf Schlauch setzen, daß Klemmgriff bodenwärts gerichtet ist. Trichter mit Wasser füllen (Abb. 2.3.).

Durchführung
1. Einen Eßlöffel (10 - 20 g) Kot auf Teesieb geben oder in Gaze hüllen, in den wasssergefüllten Trichter hängen,
2. mindestens 12 Std. (z. B. über Nacht), besser und sicherer 24 Std. (!) bei Raumtemperatur stehenlassen,
3. Schlauchklemme vorsichtig öffnen und einige Tropfen in Petrischale ablassen,
4. bei schwacher Vergrößerung (40 - 100fach) untersuchen.

Nachweismöglichkeit
Sicher: In Frischkot: Erstlarven von Lungenwürmern (Ausnahme beim Schwein: Metastrongylus) und Strongyloides; in älterem Kot: auch Erstlarven von Magen-Darm-Strongyliden. Differentialdiagnostisch sind Larven und Adulte freilebender Nematoden ("Erdnematoden") als Kontamination abzugrenzen.
Kein Nachweis: Helmintheneier, Protozoenstadien.

Abb. 2.3.
Trichterauswanderverfahren

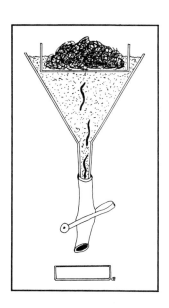

Anmerkung
Qualitatives Verfahren. Quantifizierung möglich durch Ansatz mit abgewogener Kotmenge, z. B. 10 g Kot.

♦ MIFC-Verfahren

Prinzip
Parasitenstadien werden in MF-Lösung dauerhaft fixiert.

Ausrüstung
Mikroskop, Objektträger, Deckgläser, Kotgefäße (10 - 30 ml) mit festschließendem Deckel, funkengeschützte Zentrifuge, Zentrifugenröhrchen mit Spitzboden (15 ml), Gummistopfen, Pasteurpipetten, Gaze, kleine Trichter, technischer Äther (kühl und funkensicher lagern !), MF-Lösung, eventuell Lugol'sche Lösung.

Vorbereitung
Herstellung der Lösungen auf Vorrat:

MF-Lösung	Merthiolat-Tinktur	200 ml
(in **brauner** Flasche	(Lilly Nr. 99, 1:1000)	
einige Monate haltbar)	Formaldehyd (37 - 40 %)	25 ml
	Glyzerin	5 ml
	Aqua dest.	250 ml
Lugol'sche Lösung	Kaliumjodid	10 g
(in **brauner** Flasche	Jod krist.	5 g
ca. sechs Wochen haltbar)	Aqua dest.	100 ml

Durchführung
1. Erbsengroßes (!) Stück Kot in Kotgefäß mit 10 ml MF-Lösung geben, Gefäß verschließen, kräftig schütteln (Probe ist jetzt dauerhaft fixiert),
2. nach erneutem Aufschütteln etwa die Hälfte der Suspension durch Gaze über Trichter in Zentrifugenröhrchen filtrieren,
3. ca. 2 ml Äther hinzugeben, Zentrifugenröhrchen mit Gummistopfen verschließen, Inhalt durch mehrmaliges Kippen mischen (Vorsicht: steht unter Druck !), Stopfen entfernen,
4. Zentrifugenröhrchen ca. 1 min stehenlassen, bei Entmischung des Äthers wenig Wasser hinzufügen, nochmals kippen und stehenlassen,
5. bei 1000 - 1500 U/min 3 - 5 min zentrifugieren, es entstehen 4 Schichten (von oben nach unten: Äther mit gelösten Lipiden, Detritus, MF-Lösung, Sediment mit Parasitenstadien; Abb. 2.4.),
6. die oberen drei Schichten dekantieren, Sediment durch Einblasen von Luft mittels Pasteurpipette mischen, 1 - 2 Tropfen auf Objektträger verbringen, eventuell einen Tropfen Lugol'sche Lösung hinzufügen (nicht unbedingt notwendig), Deckglas auflegen,
7. bei 100 - **400**facher Vergrößerung untersuchen.

Nachweismöglichkeit
Sicher: Oozysten/Sporozysten von Kokzidien (mit Übung auch von Kryptosporidien), Zysten von Giardien, Amöben, Balantidium; bei Fixierung von frischem, körperwarmem (!) Kot auch Trophozoiten von Giardien, Amöben, Balantidium; Eier von Zestoden, Trematoden, Nematoden sowie Nematodenlarven (bei geringer Ausscheidung nicht immer sicher nachzuweisen).

Anmerkung
Qualitatives Verfahren.

Abb. 2.4.
Schichtung des Röhrcheninhalts
nach Zentrifugation (MIFC-Verfahren):
(A) Äther mit gelösten Lipiden
(B) Detritus
(C) MF-Lösung
(D) Sediment mit Parasitenstadien

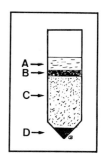

◆ TELEMANN-Verfahren

Ausrüstung
Mikroskop, Objektträger, Deckgläser, funkengeschützte Zentrifuge, Zentrifugenröhrchen mit Spitzboden (Inhalt ca. 15 ml), Pasteurpipetten, Gummistopfen, Glasstäbe, kleine Trichter, Gaze, Salzsäure 16 %!), technischer Äther (kühl und funkensicher lagern!).

Durchführung
1. Bohnengroßes Stück Kot in Zentrifugenröhrchen mit 5 - 7 ml 16 %ige Salzsäure geben, mit Glasstab umrühren,
2. Suspension durch Gaze über Trichter in zweites Zentrifugenröhrchen filtrieren, die gleiche Menge Äther hinzufügen, Röhrchen mit Gummistopfen verschließen und schütteln (Vorsicht: steht unter Druck!), Stopfen entfernen,
3. bei 1000 - 1500 U/min 3 - 5 min zentrifugieren,
4. Überstand dekantieren, Sediment durch Einblasen von Luft mittels Pasteurpipette durchmischen, auf Objektträger bringen, Deckglas auflegen,
5. bei 100 - 400facher Vergrößerung untersuchen.

Nachweismöglichkeit
Sicher: Zestoden-, Trematoden- und Nematodeneier, Oozysten/Sporozysten von Kokzidien (Ausnahme: Kryptosporidien), Zysten von Amöben (Differenzierung nicht möglich), Giardia und Balantidium.
Unsicher: Nematodenlarven.
Kein Nachweis: Protozoentrophozoiten.

Anmerkung
Qualitatives Verfahren.

◆ Ei(Oozysten)-Zählung im McMASTER-Verfahren

Prinzip
Flotationsverfahren unter Verwendung genormte Mengen von Kot und Flotationslösung sowie einer Zählkammer.

Ausrüstung
Mikroskop, McMASTER-Zählkammer (z. B. in der Modifikation von MSD-Agvet, München), Mörser und Pistill, Meßzylinder (100 ml), kleine Trichter, Teesiebe, Pipetten (weitlumig), Pipettierhilfe (Peleusball), Spritzflasche aus Plastik, Waage, gesättigte Kochsalz-Lösung (spezifisches Gewicht 1,18 - 1,2).

Vorbereitung
Salzlösung mindestens einen Tag vor Gebrauch (auf Vorrat) ansetzen: 340 g NaCl in 1 l Leitungswasser lösen, wiederholt umrühren.

Durchführung
1. 4 g (!) Kot abwiegen,
2. im Mörser mit wenig gesättigter Kochsalz-Lösung verrühren, durch Teesieb über Trichter in Meßzylinder überführen, Rückstand durch kräftigen Strahl aus Spritzflasche mit Salzlösung auswaschen bis 60 ml-Marke (!) erreicht ist, Teesieb und Trichter entfernen,

3. Suspension durch Einblasen von Luft mittels Pipette und Pipettierhilfe gut durchmischen, sofort (!) danach 2 - 3 ml Suspension aufsaugen und damit eine Zählkammerhälfte füllen, Suspension wiederum durchmischen, 2 - 3 ml entnehmen und zweite Zählkammerhälfte füllen,
4. Zählkammer 3 - 5 min zum Flotieren der Eier ect. stehen lassen,
5. bei 40 - 100facher Vergrößerung untersuchen.
6. Berechnung der Ei- oder Oozystenzahlen je Gramm Kot (EpG bzw. OpG):

EpG (OpG) = Gezählte Eier (Oozysten) in beiden Zählfeldern x 50

N a c h w e i s m ö g l i c h k e i t
Sicher (unter Berücksichtigung der Nachweisgrenze, z. B. 50 EpG):
Eier von Strongyloides, Magen-Darm-Strongyliden, Askariden; Kokzidienoozysten (Ausnahme; Kryptosporidien; Oozysten von E. leuckarti, E. cameli).
Kein Nachweis: Zestoden- und Trematodeneier, Nematodenlarven, Giardien- und Amöbenzysten.

A n m e r k u n g
Quantitatives Verfahren. Bei Ansatz mit anderen Kotmengen Multiplikator ändern (z. B. bei 2 g Kot: x 100).
Rückschlüsse von Ei(Oozysten)zahl auf die Befallsstärke nur in Kenntnis des Infektionsgeschehens möglich !!! - Verfahren aber sinnvoll z. B. bei Überprüfung der anthelminthischen Wirksamkeit von Medikamten durch Vergleich der Eizahlen vor und ca. eine Woche nach Behandlung.

♦ Larvenkultur (nach ROBERTS und O'SULLIVAN)

P r i n z i p
Züchtung von Drittlarven (Magen-Darm-Strongyliden) und deren Gewinnung nach BAERMANN-Prinzip zur Differenzierung.

A u s r ü s t u n g
Mikroskop, Petrischalen, weithalsige Gläser mit Schraubverschluß (z B. "Honiggläser", zylindrische Marmeladengläser), Spatel, Pasteurpipetten, sterilisiertes Sägemehl (von nicht mit Imprägniermitteln/Insektiziden behandeltem Holz !), Lugol'sche Lösung.

D u r c h f ü h r u n g
1. Etwa 10 - 30 g Kot in "Honigglas" mit Spatel zerkleinern, bei Rinderkot Sägemehl zur Auflockerung untermischen, eventuell mit wenig Wasser anfeuchten, Deckel locker aufschrauben,
2. bei Raumtemperatur ca. 10 Tage bebrüten,
3. "Honigglas" öffnen, bis zum Rand mit Wasser füllen, Petrischale über den Glasrand stülpen, Glas mit Öffnung nach unten stülpen, Raum zwischen "Honigglas" und Petrischale mit Wasser füllen (siehe Abb. 2.5.),
4. mindestens 12 Std. (z. B. über Nacht) stehen lassen,
5. mit Pasteurpipette vom Boden des Zwischenraumes zwischen "Honigglas" und Petrischale Flüssigkeit entnehmen und in Petrischale verbringen,
6. bei 40 - 100facher Vergrößerung (eventuell nach Abtöten der Larven mit einem Tropfen Lugol'scher Lösung) untersuchen.

N a c h w e i s m ö g l i c h k e i t
Drittlarven von Strongyloides und Magen-Darm-Strongyliden (Ausnahme: Nematodirus); Differenzierung nach Gattung möglich.

Abb. 2.5.
Gewinnung von (Tricho)strongyliden-
larven in einer Kotkultur:
   (A) Kot
   (B) Wasser
   (C) ausgewanderte Larven

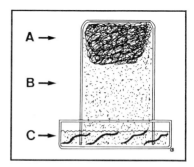

Lit.: BÜRGER, H.-J., M. STOYE (1968): Parasitologische Diagnostik
(Teil 2). Eizählung und Larvendifferenzierung. Therapogen-
Praxisdienst Nr. 3, MSD-Agvet, München.

2.3.3.3. Kotuntersuchungsverfahren ohne Anreicherung

Mit wenigen Ausnahmen (siehe unten) heute obsolet, da Parasitenstadien (Eier, Larven, Oozysten) ohne eine Anreicherung nur bei
starker Ausscheidung direkt nachweisbar sind; dadurch fast immer
falsch negative Ergebnisse!

♦ **Nativausstrich**

A u s r ü s t u n g
Mikroskop, Objektträger, Deckgläser, Spatel, Pasteurpipetten,
physiologische Kochsalz-Lösung (0,85 % NaCl).

V o r b e r e i t u n g
Herstellung der physiologischen Kochsalz-Lösung:
8,5 g NaCl in 1 Liter Wasser lösen.

D u r c h f ü h r u n g
1. Kleine Menge frischen, noch körperwarmen (!) Kot auf angewärm-
ten Objektträger bringen, mit wenig physiologischer Kochsalz-
Lösung verrühren,
2. sofort bei 200 - **400**facher Vergrößerung (abblenden !) untersuchen.

N a c h w e i s m ö g l i c h k e i t
Lebende, sich bewegende **Trophozoiten von Amöben, Giardien**. (Grös-
sere Sicherheit des Untersuchungsergebnisses liefert MIFC-Verfahren; siehe S. 56).

♦ **Kotausstrich mit Karbolfuchsinfärbung (nach HEINE)**

A u s r ü s t u n g
Mikroskop, Objektträger (entfettet), Deckgläser, Spatel, Pasteurpipetten, Karbolfuchsin-Lösung (Merck Nr. 9215), Immersionsöl.

D u r c h f ü h r u n g
1. Kleinste Kotmenge (ca. 5 µl) mit gleicher Menge Karbolfuchsin-
Lösung auf Objektträger mischen und dünn ausstreichen,
2. unmittelbar (!) nach dem Trockenwerden des Ausstriches (ca. 1-2
min stumpfe Oberfläche) mit einem Tropfen Immersionsöl be-
schichten, Deckglas auflegen,
3. bei **400**facher Vergrößerung untersuchen.

N a c h w e i s m ö g l i c h k e i t
Kryptosporidien.

Lit.: HEINE, J. (1982): Eine einfache Nachweismethode für Kryptosporidien im Kot. Zbl. Vet. Med. B <u>29</u>, 324-327.

♦ **Kotausstrich mit HEIDENHAIN-Färbung**

Spezialfärbung zur Untersuchung von Affen-, (Menschen-) und Reptilienkot auf *Amöben und Flagellaten*. Schwierig und aufwendig, aber sehr gute Anfärbung der genannten Protozoen zu deren Differenzierung.

Lit.: PIEKARSKI, B.G.: Medizinische Parasitologie in Tafeln. Springer, Berlin, 3. Aufl., 1987.

♦ **Analabklatsch-Verfahren (nach JACOBS)**

A u s r ü s t u n g
Mikroskop, Objektträger, durchsichtige Klebestreifen (z. B. Tesafilm^R).

D u r c h f ü h r u n g
1. Morgens Klebestreifen auf Perianalhaut drücken und wieder abziehen,
2. Klebestreifen mit Klebeseite glatt auf Objektträger kleben,
3. bei 50 - 100facher Vergrößerung untersuchen.

N a c h w e i s m ö g l i c h k e i t
Oxyurideneier bei Primaten (einschl. Mensch), Nagetieren, Equiden.

2.4. Blutuntersuchung

2.4.1. Untersuchungsmaterial

Zur Herstellung von Blutausstrichen, "Dicken Tropfen" oder Füllung einer Mikrohämatokritkapillare (WOO-Methode) einen Tropfen **Kapillarblut** aus Endstromgebiet (z. B. Ohrspitze) gewinnen, für andere Untersuchungen 5 - 10 ml Vollblut (versetzt mit Antikoagulans).
Als **Antikoagulantien** u. a. einsetzbar:
 ♦ Heparin (Vetren^R, Liquemin^R)   0,75 mg/1 ml Blut
 ♦ EDTA (Titriplex^R III Merck Nr. 8418)   1 mg/1 ml Blut
 ♦ Natriumzitrat (Merck Nr. 6447)   5 mg/1 ml Blut

Folgende Proben sind zur Untersuchung einzusenden bei Verdacht auf:
 ♦ Babesiose:
   · für Direktnachweis: 2-4 ungefärbte, luftgetrocknete, **dünne** Blutausstriche (nur Kapillarblut, z. B. aus Ohrspitze)
   · für Antikörpernachweis: 5-10 ml Vollblut oder 3-5 ml Serum (beides **ohne** Zusätze!)
 ♦ Leishmaniose:
   · für Antikörpernachweis: 5-10 ml Vollblut oder 3-5 ml Serum (beides **ohne** Zusätze!)
   · für Direktnachweis: Bei Hautveränderungen gegebenenfalls vom **Rand** der Veränderungen 2-4 ungefärbte, luftgetrocknete Abklatschpräparate
 ♦ Filariose:
   für Direktnachweis: 5 ml Vollblut **mit** Zusatz von Antikoagulans
   für Antikörper-/Antigennachweis: 5-10 ml Vollblut oder 3-5 ml Serum (beides **ohne** Zusätze!)

2.4.2. Untersuchungsverfahren ohne Anreicherung

◆ **Nativblutausstrich**

A u s r ü s t u n g
Mikroskop, Objektträger, Deckgläser, Pasteurpipetten, physiologische Kochsalz-Lösung (0,85 %).

V o r b e r e i t u n g
Herstellung der physiologische Kochsalz-Lösung:
8,5 g NaCl in 1 Liter Wasser lösen.

D u r c h f ü h r u n g
1. Ein Tropfen ungerinnbar gemachten Blutes auf Objektträger tropfen, eventuell mit wenig physiologischer Kochsalz-Lösung verdünnen, Deckglas auflegen,
2. bei 100 - **400**facher Vergrößerung (abblenden !) untersuchen.

N a c h w e i s m ö g l i c h k e i t
Lebende, sich bewegende Mikrofilarien und Trypanosomen.

◆ **GIEMSA-gefärbter Blutausstrich**

A u s r ü s t u n g
Mikroskop, Objektträger (entfettet !), Färbebank oder Färbeküvette, Methanol (absolut), GIEMSA-Gebrauchslösung, Immersionsöl.

V o r b e r e i t u n g
GIEMSA-Gebrauchslösung jedesmal **frisch (!) herstellen:**
GIEMSA-Stammlösung (Merck Nr. 9204) 0,8 ml   (Küvette: 12 ml)
WEISE-Puffer pH 7,2 (Merck Nr. 9468) 10   ml   (Küvette: 150 ml)

D u r c h f ü h r u n g
1. Einen Tropfen frischen Kapillarblutes oder ungerinnbar gemachten Blutes auf Objektträger geben, einen zweiten Objektträger vor den Bluttropfen im 45°-Winkel aufsetzen und zum Bluttropfen zurückziehen, warten bis Objektträgerkante mit Blut benetzt ist, sofort danach zügig zweiten Objektträger vorwärts schieben (und damit Blut nachziehen; siehe Abb. 2.6.),
2. Ausstrich lufttrocknen lassen (nicht anhauchen !),
3. 3 - 5 min mit Methanol fixieren,
4. wiederum lufttrocknen lassen,
5. mit frisch angesetzter GIEMSA-Gebrauchslösung 30 min färben,
6. Färbelösung mit Wasser abspülen, trocknen lassen,
7. bei **100**facher (Mikrofilarien) oder nach Auftropfen von Immersionsöl bei **1000**facher (Blutprotozoen, Rickettsien) Vergrößerung untersuchen.

N a c h w e i s m ö g l i c h k e i t
Mikrofilarien, Blutprotozoen (Babesien, Theilerien, Trypanosomen, Hepatozoon, Leucocytozoon, Plasmodien), Rickettsien (Eperythrozoon, Haemobartonellen, Ehrlichien, Anaplasmen).

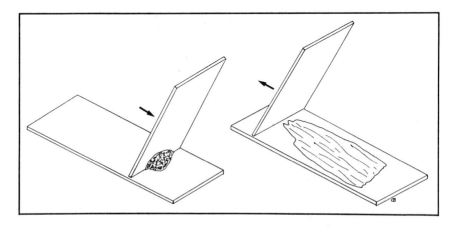

Abb. 2.6.
Herstellung eines Blutausstriches

2.4.3. Untersuchungsverfahren mit Anreicherung

♦ GIEMSA-gefärbter Dicker Tropfen

P r i n z i p
Wäßrige GIEMSA-Lösung bewirkt Hämolyse des nicht fixierten Blutes; intraerythrozytäre Parasiten werden freigesetzt, extraerythrozytäre Parasiten sind nicht mehr von Erythrozyten verdeckt; etwa 20 - 30fache Anreicherung der Parasitenstadien im Vergleich zum Blutausstrich.

A u s r ü s t u n g
Mikroskop, Objektträger (entfettet !), Glasstäbe, Färbebank oder Färbeküvette, GIEMSA-Gebrauchslösung, Immersionsöl.

V o r b e r e i t u n g
GIEMSA-Gebrauchslösung frisch herstellen (siehe S. 66).

D u r c h f ü h r u n g
1. Einen Tropfen frischen Kapillarblutes auf Mitte des Objektträgers geben, mit Glasstab oder Ecke eines zweiten Objektträgers auf ca. 10-Pfennig-Größe von zentral nach peripher verrühren (Abb. 2.7.),
2. mehrere Stunden (!!) lufttrocknen lassen,
3. *ohne vorherige Fixierung* (!) mit frisch angesetzter GIEMSA-Gebrauchslösung 30 min färben,
4. Färbelösung mit Wasser abspülen, trocknen lassen,
5. bei 100facher (Mikrofilarien) oder nach Auftropfen von Immersionsöl bei 1000facher (Blutprotozoen) Vergrößerung untersuchen.

N a c h w e i s m ö g l i c h k e i t
Mikrofilarien, Blutprotozoen (Babesien, Trypanosomen, Plasmodien).

A n m e r k u n g
Differenzierung der Protozoenstadien für Ungeübte schwieriger als beim Blutausstrich.

♦ Modifizierte KNOTT-Technik

P r i n z i p
Wäßrige Formalin-Lösung bewirkt Hämolyse; Mikrofilarien werden durch Zentrifugation angereichert.

A u s r ü s t u n g
Mikroskop, Objektträger, Deckgläser, Zentrifuge, Zentrifugenröhrchen mit Spitzboden (15 ml), Pasteurpipetten, Formaldehyd-Lösung (2 %), Methylenblau-Lösung (Merck Nr. 1287).

V o r b e r e i t u n g
Ansetzen der 2 %igen Formaldehyd-Lösung:
   Formaldehyd-Lösung 37 % (Merck Nr. 3999)   4 ml
   Aqua dest.   70 ml
   in **brauner** Flasche aufbewahren!

Abb. 2.7.
Herstellung eines
"Dicken Tropfens"

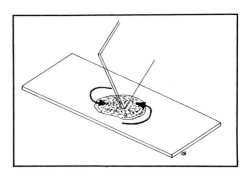

Durchführung
1. 1 ml ungerinnbar gemachten Blutes in Zentrifugenröhrchen geben, mit 9 ml 2 %iger Formaldehyd-Lösung mischen,
2. bei 1200 - 1500 U/min 5 min zentrifugieren,
3. Überstand dekantieren, Sediment mit einem Tropfen Methylenblau-Lösung anfärben, durch Einblasen von Luft mittels Pasteurpipette mischen, auf Objektträger überführen,
4. bei 100facher Vergrößerung untersuchen.

Nachweismöglichkeit
Mikrofilarien (blau angefärbt).

♦ Mikrohämatokrit-Technik nach WOO

Ausrüstung
Mikroskop, Objektträger, Deckgläser, Mikrohämatokrit-Zentrifuge, Mikrohämatokrit-Kapillaren und Siegelwachs, Ampullenfeile.

Durchführung
1. Frisches Kapillarblut (!) aus Endstromgebiet in Mikrohämatokrit-Kapillare aufziehen, diese mit Siegelwachs verschließen,
2. bei ca. 12000 U/min 10 min zentrifugieren (Trypanosomen befinden sich in Grenzschicht zwischen Blutzellen und überstehendem Plasma; siehe Abb. 2.8.),
3. Kapillare ca. in der Leukozytenschicht mit Ampullenfeile anfeilen und abbrechen,
4. Plasma mit der ersten Zellschicht auf Objektträger ausblasen, Deckglas auflegen,
5. bei **400**facher Vergrößerung (abblenden !) untersuchen.

Nachweismöglichkeit
Lebende, sich bewegende **Trypanosomen**.

Lit.: WOO, P.T.K. (1969): The haematocrit centrifuge for the detection of trypanosomes in blood. Can. J. Zool. <u>47</u>, 921-923

2.5. Untersuchung von Haut- und Haarproben

2.5.1. Untersuchungsmaterial

Zum Milbennachweis **Hautgeschabsel vom Rand** der verdächtigen Hautstelle mittels eines scharfen Löffels oder Skalpells entnehmen (**tief** schaben !). Makroskopisch sichtbare Ektoparasiten lebend oder nach Fixierung in 70 %igem Alkohol (nicht Formalin !) im Probengefäß sammeln. Zum Transport fest (!) verschließbare, bruchsichere Behältnisse benutzen.

Anmerkung:
Häufig werden dem Tierarzt vermeintlich parasitäre Gebilde aus **Wohnungen** ect. oder **Vorratsschädlinge** (z. B. Futtermilben) zur **Bestimmung** gebracht.

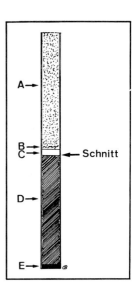

Abb. 2.8.
Mikrohämatokritkapillare nach
Zentrifugation (WOO-Methode):
  (A) Plasmaschicht
  (B) Trypanosomen
  (C) Leukozytenschicht
  (D) Erythrozytenschicht
  (E) Siegelwachs

2.5.2. Makroskopische Untersuchung

Fell, Fellproben oder Hautgeschabsel **zuerst makroskopisch** auf Zecken, Haarlinge, Federlinge, Läuse, Schaflausfliegen, Nissen ect. untersuchen.

2.5.3. Mikroskopische Untersuchung

2.5.3.1. Untersuchungsverfahren mit Anreicherung

♦ Kalilauge-Verfahren

P r i n z i p
Schuppen, Hautteile werden durch Kalilauge aufgelöst, chitinisierte Milben nicht.

A u s r ü s t u n g
Mikroskop, Petrischalen, Bechergläser (250 ml), eventuell Bunsenbrenner und Ständer für Becherglas, eventuell Zentrifuge und Zentrifugenröhrchen, Kalilauge (10 %).

D u r c h f ü h r u n g
1. Hautgeschabsel in Becherglas geben, mit 10 %iger Kalilauge vorsichtig kurz (!) aufkochen (oder bei Raumtemperatur 3 - 4 Std. stehen lassen),
2. 1 Std. sedimentieren lassen,
3. Überstand dekantieren, Sediment (eventuell nach Zentrifugation)
4. in Petrischale überführen,
5. bei 50 - 100facher Vergrößerung (abblenden !!) untersuchen.

N a c h w e i s m ö g l i c h k e i t
Räudemilben.

2.5.3.2. Untersuchungsverfahren ohne Anreicherung

♦ Direktuntersuchung

A u s r ü s t u n g
Stereomikroskop (Auflicht), Petrischalen, Pinzette.

D u r c h f ü h r u n g
1. Probe in Petrischale überführen, eventuell mit Pinzette auseinanderzupfen,
2. bei 10 - 50facher Vergrößerung untersuchen.

N a c h w e i s m ö g l i c h k e i t
Haarlinge, Federlinge, Läuse, Nissen, Lausfliegen, Zecken, lebende Milben (Ausnahme: Demodex).

♦ **Äther-Methode nach MEISER**

Ausrüstung
Mikroskop, Objektträger, Deckgläser, Pinzette, technischer Äther (kühl und funkensicher lagern !).

Durchführung
1. Hautgeschabsel auf Objektträger geben, einige Tropfen Äther hinzufügen, verrühren, Deckglas auflegen,
2. bei 100facher Vergrößerung (abblenden !!) untersuchen.

Nachweismöglichkeit
Demodex.

2.6. Untersuchung von Körpergeweben

2.6.1. Untersuchungsmaterial

Probenmaterial möglichst frisch entnehmen und je nach Art und gewünschtem Untersuchungsverfahren unfixiert oder fixiert (für histologische Zwecke) zur Untersuchung kommen lassen.

2.6.2. Makroskopische Untersuchung

Ausrüstung
Tablett (sterilisierbar), Petrischalen, Pinzette, Skalpell.

Durchführung
Verdächtige Stellen/Gebilde in Geweben oder Organen/Organteilen, eventuell nach Präparation untersuchen.

Nachweismöglichkeit
Finnen (Zystizerken, Echinokokken), Sarcocystis-Zysten (z. B. von S. gigantea), Brutherde von Protostrongyliden u. a.

2.6.3. Mikroskopische Untersuchung

2.6.3.1. Untersuchungsverfahren ohne Anreicherung

♦ **Nativ-Abklatschpräparate**

Ausrüstung
Mikroskop (Phasenkontrastmikroskop), Objektträger, Deckgläser, Pasteurpipetten, physiologische Kochsalz-Lösung (0,85 %).

Vorbereitung
Herstellung der physiologischen Kochsalz-Lösung:
    8,5 g NaCl in 1 Liter Wasser lösen.

Durchführung
1. Probenmaterial von verdächtigen Gewebsteilen lebensfrisch (!) auf Objektträger geben, mit wenig physiologischer Kochsalz-Lösung versetzen,
2. bei 200 - 400facher Vergrößerung (abblenden !) untersuchen.

Nachweismöglichkeit
Trophozoiten von Histomonaden, Merozoiten/Schizonten von Eimerien u. a.

♦ GIEMSA-gefärbte Abklatschpräparate

Ausrüstung
Mikroskop, Objektträger (entfettet), Färbebank oder Färbeküvette, Methanol (absolut), GIEMSA-Gebrauchslösung, Immersionsöl.

Vorbereitung
GIEMSA-Gebrauchslösung frisch herstellen (siehe S. 66).

Durchführung
1. Entnommene, nicht fixierte Proben (z. B. Punktat von Lymphknoten, Knochenmark, Hautulzera) auf Objektträger verstreichen, bei Organabklatsch frische Schnittfläche zuvor mit Fließpapier abtupfen,
2. Ausstrich lufttrocknen lassen (nicht anhauchen !),
3. 3 - 5 min mit Methanol fixieren,
4. wiederum lufttrocknen lassen,
5. mit frisch angesetzter GIEMSA-Gebrauchslösung 30 min färben,
6. Färbelösung mit Wasser abspülen, trocknen lassen,
7. nach Auftropfen von Immersionsöl bei 1000facher Vergrößerung untersuchen.

Nachweismöglichkeit
Leishmanien (intrazellulär oder - artifiziell bedingt - extrazellulär gelegen).

♦ Muskelquetschpräparat

Ausrüstung
Mikroskop oder Trichinoskop, Kompressorium, Schere, Pinzette.

Durchführung
1. Von Muskelproben reiskorngroße Stückchen schneiden, zwischen Glasplatten des Kompressoriums legen und quetschen.
2. bei 20 - 50facher Vergrößerung untersuchen.

Nachweismöglichkeit
Trichinellen-Larven, Sarcocystis-Zysten (unsicher).

♦ Fixierung von Gewebsproben zur histologischen Untersuchung

Ausrüstung
Skalpell, Pinzette, Fixierungsflüssigkeit (z. B. Formaldehyd-Lösung 10 %; BOUINS-Gemisch, HEIDENHAIN-SUSA-Gemisch u. a.).

Vorbereitung
Ansetzen der Fixierungsflüssigkeit:
Formaldehyd-Lösung 37 % (Merck Nr. 3999)   30 ml
Aqua dest.   81 ml

Durchführung
1. Lebensfrisch (!) entnommene Gewebsteile in kleine Blöcke (maximale Kantenlänge 5 mm) schneiden, Gewebsstücke sofort in Gefäß mit Fixierungsflüssigkeit (ca. 50faches Volumen des Stückes) geben,
2. zur Untersuchung in fest verschließbaren, auslauf- und bruchsicheren Behältnissen einsenden.

Lit.: BURCK, H.-C.: Histologische Technik. Thieme, Stuttgart, 1988
ROMEIS, B.: Mikroskopische Technik. Oldenburg Verlag, München, 16. Aufl., 1968.

2.6.3.2. Untersuchungsverfahren mit Anreicherung

♦ **Verdauungsverfahren mit Pepsin-Salzsäure zum Trichinellennachweis in Fleischproben**

Prinzip
Künstliche Verdauung von (Muskel-)Gewebsproben mit salzsaurem Pepsin.

Ausrüstung und Durchführung
Gesetzlich vorgeschrieben; siehe "Allgemeine Verwaltungsvorschrift über die Durchführung der amtlichen Untersuchungen nach dem Fleischhygienegesetz" (vom 11.12.1986)

Nachweismöglichkeit
In Muskulatur: **Nematodenlarven** (von Trichinella spiralis sowie von Spul- und Hakenwürmern; "Erdnematoden" als Kontaminanten!).

Anmerkung
Zum Nachweis der in Labmagen- oder Darmschleimhaut vorhandenen (inhibierten) Larvenstadien von Magen-Darm-Strongyliden ist das Pepsin-Salzsäure-Verdauungsverfahren ebenfalls geeignet.

♦ **Skin-snip-Methode**

Prinzip
Onchocerca-Mikrofilarien wandern aus Hautprobe aus.

Ausrüstung
Mikroskop, Petrischalen, Objektträger, Deckgläser, Zentrifuge, Zentrifugenröhrchen, physiologische Kochsalz-Lösung (0,85 %); zur Probenentnahme: Skalpell, Kanülen, Lokalanästhetikum.

Vorbereitung
Herstellung der physiologischen Kochsalz-Lösung:
  8,5 g NaCl in 1 Liter Wasser lösen.

D u r c h f ü h r u n g
1. Vorzugsweise von Nabelgegend nach lokaler Betäubung durch Anheben eines Hautkegels mittels eingestochener Kanüle mit Skalpell kleines Hautstückchen entnehmen,
2. Hautstückchen sofort in Petrischale mit physiologischer Kochsalz-Lösung legen,
3. bei Raumtemperatur 24 Std. stehen lassen,
4. Hautstückchen entfernen, Flüssigkeit in Zentrifugenröhrchen überführen, bei 2000 - 2500 U/min 5 - 10 min zentrifugieren,
5. Überstand dekantieren, Sediment auf Objektträger überführen, Deckglas auflegen,
6. bei 100facher Vergrößerung (abblenden !) untersuchen.

N a c h w e i s m ö g l i c h k e i t
Mikrofilarien von Onchocerca spp. (bei Wiederkäuern, Equiden).

2.7. Helminthologische Sektion

A u s r ü s t u n g
Gummischürze, Gummihandschuhe, großes Seziermesser, Darmscheren, kleine Scheren, Plastikwannen, Siebe (Maschenweite ca. 50 µm und 200 µm), Bechergläser, wasserfester Bindfaden, Auflichtmikroskop, Petrischalen, "Wurmangel" (L-förmig gebogene Präpariernadel), eventuell Formalin.

D u r c h f ü h r u n g

◆ Magen-Darm-Trakt
1. In eröffneter Bauchhöhle mit Bindfaden Ligaturen kurz vor Eintritt des Oesophagus in den Magen sowie am Rektum setzen, Magen-Darm-Trakt aus Bauchhöhle herausnehmen,
2. Gekröse von Magen-Darm-Trakt stumpf lösen, dabei auf Finnen untersuchen; Magen-Darm-Trakt auf einen Tisch meanderförmig ausbreiten, jeweils zwei Ligaturen direkt hinter dem Pylorus sowie kurz vor dem Eintritt des Ileums in das Zäkum (bei Wiederkäuern außerdem zwischen Blättermagen und Labmagen) setzen, zwischen den jeweiligen Ligaturen durchtrennen, Magen, Dünn- und Dickdarm separat legen,
3. Magen durch Schnitt im Bereich der großen Kurvatur eröffnen, Auffangen des gesamten Inhalts im 50 µm-Sieb, Schleimhaut mit Wasser abspülen, Rückstand des Siebes in Becherglas überführen, eventuell mit Formalin (Endkonzentration ca. 4 %) fixieren;
4. den gesamten Dünndarm der Länge nach mit der Darmschere eröffnen, Darminhalt im 50 µm-Sieb auffangen, Schleimhaut mit Wasser abspülen, Rückstand des Siebes in Becherglas überführen, eventuell fixieren;
5. Dickdarm der Länge nach mit Darmschere eröffnen, Darminhalt im 200 µm-Sieb auffangen, Schleimhaut mit Wasser abspülen, Rückstand des Siebes in Becherglas überführen, eventuell fixieren.
6. Inhalt der Bechergläser portionsweise in Petrischale überführen und unter dem Auflichtmikroskop auf Parasitenstadien (Helminthen, Gasterophilus) untersuchen.

♦ Leber
1. Makroskopische Adspektion der Leber (Milk spots, Bohrgänge, verdickte Gallengänge, Finnenblasen);
2. Gallenblase und Gallengänge mit Messer eröffnen und auf Leberegel untersuchen;
3. Leber mit scharfem Messer in ca. 1 cm dicke Scheiben zerlegen und etwa vorhandene Leberegel aus Gallengänge herauspressen.

♦ Lunge
1. Makroskopische Adspektion der Lunge (Wurmknoten, Brutherde, Bohrgänge, Finnenblasen);
2. Trachea und Bronchien bis in die kleinsten Aufzweigungen mit Schere eröffnen und auf Lungenwürmer untersuchen.

Beurteilung
Ein Parasiten-*Befall* ist nicht gleichzusetzen mit einer parasitär bedingten *Erkrankung*! Bei der Beurteilung eines helminthologischen Sektionsbefundes sind neben der Zahl gefundener Helminthen u. a. zu berücksichtigen: **Parasitenspezies** (z. B. Haemonchus wesentlich pathogener als Cooperia spp.), **Tieralter** (jüngere Tiere i. d. R. mehr gefährdet als ältere), **Wirtstierspezies** (z. B. Lungenwürmer für Ziegen pathogener als für Schafe), **Ernährungszustand** des Wirtstieres, Jahreszeit.

2.8. Spezialuntersuchungen

♦ Urinuntersuchung

Ausrüstung
Mikroskop, Objektträger, Deckgläser, Pasteurpipetten, Zentrifuge, Zentrifugenröhrchen mit Spitzboden (15 ml), eventuell physiologische Kochsalz-Lösung (0,85 %).

Durchführung
1. Urinprobe in Zentrifugenröhrchen geben, eventuell mit physiologischer Kochsalz-Lösung verdünnen,
2. bei 1000 U/min 3 - 5 min zentrifugieren,
3. Überstand dekantieren, Sediment durch Einblasen von Luft mittels Pasteurpipette durchmischen, auf Objektträger verbringen, Deckglas auflegen,
4. bei 100 - 200facher Vergrößerung (abblenden !) untersuchen.

Nachweismöglichkeit
Fleischfresser: Eier von Capillaria plica, Dioctophyma renale; (sehr selten: Mikrofilarien); Schwein: Stephanurus-Eier.

Anmerkung
Im Sediment frischen Urins von Equiden kann Trypanosoma equiperdum (Erreger der Beschälseuche) nachgewiesen werden.

♦ Untersuchung des Mageninhalts von Katzen

Ausrüstung
Mikroskop, Objektträger, Deckgläser, Bechergläser, Pasteurpipetten, physiologische Kochsalz-Lösung (0,85 %), Zentrifuge, Zentrifugenröhrchen; zur Probenentnahme: Rompun^R (BAYER AG).

Vorbereitung
Herstellung der physiologischen Kochsalz-Lösung:
8,5 g NaCl in 1 Liter Wasser lösen.

Durchführung
1. Bei Katze mit 0,05 ml Rompun^R/kg KGW s.c. Vomitus provozieren,
2. Erbrochenes in Becherglas sammeln, mit wenig physiologischer Kochsalz-Lösung versetzen, in Zentrifugenröhrchen überführen,
3. mit 1000 U/min 1 min zentrifugieren,
4. Überstand dekantieren, Sediment durch Einblasen von Luft mittels Pasteurpipette mischen, auf Objektträger verbringen, Deckglas auflegen,
5. bei 40 - 100facher Vergrößerung untersuchen.

Nachweismöglichkeit
Ollulanus tricuspis (Larven, Adulte).

Lit.: HASSLINGER, M.-A. (1985): Der Magenwurm der Katze, Ollulanus tricuspis (Leuckart, 1865)- zum gegenwärtigen Stand der Kenntnis. Tierärztl. Prax. 13, 205-215.

♦ Untersuchung von Kropfabstrichen von Tauben

Ausrüstung
Mikroskop, Objektträger, Deckgläser, Pasteurpipetten, physiologische Kochsalz-Lösung (0,85 %); zur Probenentnahme: Wattestäbchen.

Vorbereitung
Herstellung der physiologischen Kochsalz-Lösung:
8,5 g NaCl in 1 Liter Wasser lösen.

Durchführung
1. Durch Einführen eines mit physiologischer Kochsalz-Lösung angefeuchteten Wattestäbchen in Rachenraum Kropfabstrich entnehmen,
2. entnommenes Material sofort auf Objektträger mit wenig physiologischer Kochsalz-Lösung geben, Deckglas auflegen,
3. bei **400**facher Vergrößerung (abblenden !) untersuchen.

Nachweismöglichkeit
Lebende, sich bewegende **Trichomonas gallinae** (Erreger des "Gelben Knopfes").

Anmerkung
Auch GIEMSA-Färbung des Kropfabstriches möglich. Zur Anreicherung der Trichomonaden **Kulturmedien** verfügbar.

♦ Untersuchung von Scheidentupfer- und Präputialspülproben
  von Rindern bzw. Bullen

A u s r ü s t u n g
Mikroskop, Objektträger, Deckgläser, physiologische Kochsalz-
Lösung (0,85 %).

D u r c h f ü h r u n g
1. Gewinnung einer Präputialspülprobe (Technik siehe in: DIRKSEN, G., H.D. GRÜNDER, M. STÖBER (Hrsg.): Die klinische Untersuchung des Rindes. Parey, Berlin, 3. Aufl., 1990);
2. Probe auf Objektträger mit wenig physiologischer Kochsalz-Lösung geben, Deckglas auflegen,
3. bei 400facher Vergrößerung (Dunkelfeld) untersuchen.

N a c h w e i s m ö g l i c h k e i t
Lebende, sich bewegende **Tritrichomonas foetus**.

A n m e r k u n g
Auch GIEMSA-Färbung der Abstriche möglich. Zur Anreicherung der Trichomonaden **Kulturmedien** verfügbar.

♦ ZANDERsches Breiverfahren bei Bienen

A u s r ü s t u n g
Mikroskop, Objektträger, Deckgläser, Pasteurpipetten, Schere, Mörser und Pistill, Zentrifuge, Zentrifugenröhrchen.

D u r c h f ü h r u n g
1. Mehrere Bienen zwischen Thorax und Abdomen mit Schere zerteilen, Abdomen im Mörser zerreiben, mit Wasser in Zentrifugenröhrchen überführen,
2. bei 1000 U/min 3 - 5 min zentrifugieren,
3. Überstand dekantieren, Sediment durch Einblasen von Luft mittels Pasteurpipette vermischen, auf Objektträger überführen, Deckglas auflegen,
4. bei 400facher Vergrößerung (abblenden !) untersuchen.

N a c h w e i s m ö g l i c h k e i t
Sporen von **Nosema apis**.

2.9. Serologische Untersuchungsverfahren

Als **Mindestprobenmenge** für serologische Untersuchungen ca. 5 ml Serum oder 10 ml Vollblut (ohne Zusatz von Antikoagulantien). Versand in fest verschließbaren, auslauf- und bruchsicheren Behältnissen; gewünschte Untersuchung angeben!

Serologische Untersuchungsverfahren in der Veterinärmedizin derzeit in praxi bedeutsam zur Diagnosestellung bei:

- Leishmanieninfektionen von Hunden,
- Babesieninfektionen von Hunden und Pferden,
- Beschälseuche der Equiden,
- Filariosen bei Hunden,
- Ehrlichiose bei Hunden,
- (Toxoplasma-Infektionen).

2.10. Klinische Laboruntersuchungen

Bestimmung der Pepsinogen-Konzentration im Blut

Prinzip
Plasma (Serum) wird im stark sauren Milieu mit dem als Substrat zugegebenen Rinderalbumin inkubiert; dabei wird das im Plasma (Serum) vorhandene Pepsinogen in Pepsin überführt. Das Pepsin spaltet aus dem Rinderalbumin (und Plasmaproteinen) die Aminosäuren Tyrosin, Phenylanilin und Tryptophan ab. Diese säurelöslichen, aromatisierten Aminosäuren werden nach dem Ausfällen des restlichen Proteins fotometrisch mit der Reaktion nach FOLIN und CIOCALTEU bestimmt. Die Pepsinogenkonzentration im Plasma (Serum) wird dann in Tyrosineinheiten (U Tyrosin/L) angegeben (Methode nach EDWARDS et al., 1960).

Beurteilung
Im Verlauf von Infektionen u. a. mit *Ostertagia spp.* treten bei Wiederkäuern erhöhte Pepsinogen-Konzentrationen im Blut auf; erhöhte Pepsinogen-Blutspiegel können Ausdruck der parasitenbedingten Schädigung der Labmagenschleimhaut sein und Hinweise auf subklinische Schäden geben. Bei der Interpretation der Pepsinogenwerte sind allerdings u. a. das Alter der Tiere, Jahreszeit der Entnahme und die Futterqualität zu berücksichtigen.

Lit.: BERGHEN, P., P. DORNY, J. VERCRUYSSE (1987): Evaluation of a simplified blood pepsinogen assay. Am. J. Vet. Res. __48__, 664-669
HILDERSON, H., P. BERGHEN, J. VERCRUYSSE, P. DORNY, L. BRAEM (1989): Diagnostic value of pepsinogen for clinical ostertagiosis. Vet. Rec. __125__, 376

3. PARASITEN DER WIEDERKÄUER

3.1. Parasitäre Gebilde im Kot

3.1.1. Makroskopisch sichtbar

♦ Proglottiden von Moniezia spp.

M: weiße, 1,5 - 2,5 cm x ca. 0,4 cm große Gebilde
NM: makroskopisch
mikroskopisch sichtbar: Proglottide breiter als lang, zwei randständige Genitalpori, Uterus aufgelöst, Eier füllen Proglottide aus.

3.1.2. Mikroskopisch nachweisbar

♦ Eier von Magen-Darm-Strongyliden ("MDS")

G: mittelgroß (ca. 70 - 90 µm lang)
F: längsoval-elliptisch
S: dünn, glatt, ununterbrochen, farblos-grau
I: viele (> 8) kleine Furchungskugeln
NM: Flotationsverfahren
Anm: • Siehe Tab. 3.1.; eine Gattungsdifferenzierung dieser Magen-Darm-Strongyliden ist anhand der Morphologie ihrer Eier **nicht**, sondern erst durch Bestimmung der Drittlarven nach deren Züchtung in Kotkulturen (siehe S. 60) möglich!
• **Stärke der MDS-Eiausscheidung** diagnostisch nur sehr **bedingt verwertbar**, da keine sichere Korrelation zwischen Eiausscheidung und Wurmbürde vorhanden; hohe Eizahlen nur in Verbindung mit Symptomen der "parasitären Gastroenteritis" (z. B. im Mittsommer) hinweisend auf hohe Wurmbürde.
• In **älteren** Kotproben sind Eier embryoniert (Dif: Strongyloides-Eier !) oder es treten bereits geschlüpfte Erstlarven (Dif: Erdnematoden) auf (NM: Trichterauswanderverfahren !).

♦ Eier von Nematodirus spp.

♦ N. helvetianus, N. filicollis, N. spathiger

G: groß (130 - 230 µm lang)
F: längsoval-elliptisch (gebauchte Längsseiten, zugespitzte Pole)
S: dünn, glatt, ununterbrochen, **farblos**
I: wenige (4 - 8) große Furchungskugeln
NM: Flotationsverfahren

Tabelle 3.1.

Gattungen von *Magen-Darm-Strongyliden*
bei Wiederkäuern mit typischen "MDS"-Eiern

TRICHOSTRONGYLIDAE[1]
Haemonchus contortus
Ostertagia spp.
Cooperia spp.
Trichostrongylus spp.

CHABERTIIDAE
Chabertia ovina
Oesophagostomum spp.

ANCYLOSTOMATIDAE
Bunostomum spp.

---

[1] Ausnahme: Nematodirus spp.!

◆ *N. battus*

G: groß (150 - 190 µm lang)
F: längsoval-tonnenförmig (parallel verlaufende Längsseiten, abgerundete Pole)
S: dünn, glatt, ununterbrochen, **bräunlich**
I: wenige (4 - 8) große Furchungskugeln
NM: Flotationsverfahren

Lit.: BAUER, C. (1989): Infektion mit Nematodirus battus (CROFTON und THOMAS, 1951) und Weide-Eimeriose bei Schaflämmern in Deutschland (Fallbericht). Dtsch. tierärztl. Wschr. 96, 382-384

◆ *Eier von Strongyloides papillosus*

G: klein (50 - 60 x 25 - 30 µm)
F: längsoval-elliptisch
S: dünn, glatt, ununterbrochen, farblos
I: U-förmiger Embryo
NM: Flotationsverfahren
Anm: In **älteren** Kotproben treten bereits geschlüpfte Erstlarven (Dif: Erdnematoden, Erstlarven von Magen-Darm-Strongyliden) auf (NM: Trichterauswanderverfahren !).

◆ *Eier von Trichuris spp.*

G: mittelgroß (70 - 80 x 30 - 40 µm)
F: zitronenförmig
S: dick, glatt, unterbrochen durch zwei hervorgewölbte, glasige Polpfröpfe, gelblich-bräunlich
I: körnig
NM: Flotationsverfahren (sicher nur bei Flotationslösungen mit spez. Gew. > 1,28).
Dif: Capillaria-Eier

◆ *Eier von Moniezia spp.*

G: mittelgroß (ø ca. 50 - 80 µm)
F: polymorph, oft dreieckig
S: dick, glatt, grau-grün
I: birnenförmige Embryophore mit runder Onkosphäre (3 Hakenpaare)
NM: Flotationsverfahren

◆ *Oozysten von Eimerien*

G: klein (Längsdurchmesser je nach Spezies unterschiedlich, meist weit unter 50 µm)
F: je nach Art unterschiedlich: rund, oval, ei-, birnenförmig
S: je nach Art dünn oder dick; meist glatt; ununterbrochen oder an einem Pol unterbrochen (Mikropyle, eventuell Polkappe)
I: eine Kugel (Sporont)
NM: Flotationsverfahren
B: speziesabhängig, bei Jungtieren (Kälber, Lämmer) z. T. pathogen

Anm: • Stärke der Oozystenausscheidung positiv korreliert mit Befallsstärke, jedoch **Vorsicht** bei der Interpretation, da bei pathogenen Arten (z. B. E. bovis/Rind) schon schwächere Infektionen Erkrankungen hervorrufen können, dagegen bei weniger pathogenen Arten (z. B. E. alabamensis/Rind) oft sehr starke Infektionen kaum klinische Erscheinungen bedingen.
• Oozysten in **älterem** Kot bereits sporuliert.

Häufig beim <u>Rind</u> vorkommende Eimerienarten:
♦ *E. bovis* (ca. 30 x 20 μm, eiförmig, mit Mikropyle)
♦ *E. zuerni* (ca. 18 x 16 μm, rundlich, ohne Mikropyle)
♦ *E. ellipsoidalis* (ca. 17 x 13 μm, elliptisch, ohne Mikropyle)
♦ *E. alabamensis* (ca. 20 x 15 μm, birnenförmig, ohne Mikropyle)

Lit.: WEINANDY, H. (1989): Langzeitstudie zur Epizootologie von Kokzidieninfektionen bei stallgehaltenen Kälbern und Jungrindern. Gießen, Vet. Med. Diss.

Häufig beim <u>Schaf</u> vorkommende Eimerienarten:
♦ *E. bakuensis* (syn. *E. ovina*) (ca. 30 x 20 μm, elliptisch, mit Mikropyle und Polkappe)
♦ *E. faurei* (ca. 30 x 20 μm, eiförmig, mit Mikropyle)
♦ *E. ovinoidalis* (ca. 25 x 15 μm elliptisch, Mikropyle kaum sichtbar)
♦ *E. intricata* (ca. 40 - 50 x 30 - 40 μm, elliptisch, dicke braune Wand, mit Mikropyle und Polkappe)

Lit.: BARUTZKI, D., R. GOTHE (1988): Zur Kokzidienfauna der Schafe: Artendifferenzierung der Oozysten. Wien. tierärztl. Monatsschr. <u>75</u>, 494-498
GREGORY, M.W. (1989): Epidemiology and control of ovine coccidiosis. Proc. 5th Int. Coccidiosis Conf., Tours, INRA Publ. Nr. 49, 409-418

♦ *Zysten von Giardia spp.*

G: sehr klein (Längsdurchmesser: ca. 15 μm)
F: oval
S: dünn, glatt
I: 4 Kerne, Geißelknäuel
NM: Flotationsverfahren mit Zinksalzlösungen (!), MIFC
B: fakultativ pathogen; **infektiös für Menschen** (Zoonose)
Anm: Bei Anreicherung mit Zinksalzlösungen halbmondförmige Verformung des Zysteninhalts.

Lit.: TAMINELLI, V., J. ECKERT (1989): Häufigkeit und geographische Verbreitung des Giardia-Befalles bei Wiederkäuern in der Schweiz. Schweiz. Arch. Tierheilk. <u>131</u>, 241-250

◆ Kryptosporidien

G: sehr klein (ø ca. 5 μm)
F: rund
S: dünn, glatt
I: opak (4, lichtmikroskopisch nicht erkennbare Sporozoiten)
NM: Karbolfuchsin-Färbung (leuchtend-weiße [= lichtbrechende] Punkte im sonst rötlich gefärbten Ausstrich)
Dif: Pilzsporen (weiße, aber nicht leuchtende Punkte im Karbolfuchsin-Ausstrich)
B: fakultativ pathogen; **infektiös für Menschen**!
Anm: häufig bei **Jungtieren** vorkommend.

◆ Eier von Fasciola hepatica

G: groß (ca. 130 μm lang)
F: eiförmig
S: dünn, glatt, Deckel am verjüngten Pol, goldgelb
I: körnig, das gesamte Ei ausfüllend (eine Eizelle und viele Dotterzellen)
NM: Sedimentationsverfahren
Dif: Paramphistomum-Eier
Anm: • Nur etwa 40 - 60 % der Tiere mit patenter Infektion werden durch **eine** Kotuntersuchung erfaßt. Bei Fasciola-Verdacht immer von **mehreren Tieren** einer Herde Kotproben **untersuchen**; Nachweis von Fasciola-Eiern schon bei **einem** Tier rechtfertigt die Diagnose der Fasciola-Infektion im **Bestand** !
• Auch nach erfolgreicher Medikation können noch für einige Wochen Fasciola-Eier mit dem Kot ausgeschieden werden (Gallenblase als Eireservoir !).

◆ Eier von Paramphistomum spp.

G: groß (140 - 180 μm lang)
F: eiförmig
S: dünn, glatt, Deckel am verjüngten Pol, grau-grünlich
I: körnig-grobschollig
NM: Sedimentationsverfahren
Dif: Fasciola-Eier

Beim <u>Rind</u>:
◆ Zysten von Buxtonella sulcata

G: mittelgroß-groß (ø 50 - 130 μm)
F: rund
S: dünn, glatt, ununterbrochen, farblos-grau
I: körnig, die Zyste ausfüllend
NM: Sedimentationsverfahren; Flotationsverfahren (verformte Zysten)
B: apathogen
Anm: • Zysten sehr häufig im Kot älterer Rinder.
• Trophozoiten im Zäkum.

♦ **Eier von** *Dicrocoelium dendriticum*

G: klein (40 µm lang)
F: eiförmig, leicht asymmetrisch
S: dick, glatt, Deckel undeutlich, dunkelbraun
I: Mirazidium, oft zwei "Augenflecken" sichtbar
NM: Kombiniertes Sedimentations-Flotationsverfahren

♦ **Erstlarven von Lungenwürmern**

Beim <u>Rind</u>:
♦ *Dictyocaulus viviparus*
M: ohne Scheide; Kopf abgerundet, Hinterende konisch verjüngt; kaum sichtbarer Oesophagus; Mitteldarm granuliert (keine Darmzellen sichtbar !); ca. 400 µm lang (Abb. 3.1.)
NM: Trichterauswanderfahren
Dif: in verunreinigten Proben **Erdnematoden**, in älteren Kotproben **1./2. Larven von Magen-Darm-Strongyliden** oder von **Strongyloides**: Oesophagus rhabditoid/oxyuroid und deutlich sichtbar, Mitteldarmzellen undeutlich (siehe Tab. 3.2.)
Anm: • Larven zeigen vorwiegend "winkende" Ortsbewegung.
• Larvennachweis gelingt nicht immer. Bei Lungenwurmverdacht immer von **mehreren Tieren** einer Herde Kotproben **untersuchen**; Nachweis von Dictyocaulus-Larven schon bei einem Tier rechtfertigt Diagnose einer Lungenwurm-Infektion in der **Herde**.

<u>Tabelle 3.2.</u>

Schlüssel zur Bestimmung von *Nematodenlarven* im Wiederkäuerkot

---

(1) a) Larven mit Scheide; strongyloider Oesophagus; Mitteldarmzellen deutlich sichtbar
(Kot > 5 Tage alt).............. 3. Larven von MDS[1]
b) Larven ohne Scheide........... (2)

(2) a) rhabditoider/oxyuroider Oesophagus; Mitteldarmzellen undeutlich..... 1./2. Larven von MDS[1]
1./2. Strongyloideslarven
Erdnematoden
b) strongyloider oder nur undeutlich sichtbarer Oesophagus.......... (3)

(3) a) strongyloider Oesophagus (> 1/3 Larvenlänge); Mitteldarmzellen nicht deutlich
(Kot > 3 Tage alt)............. 3. Strongyloideslarven
b) kaum sichtbarer (oxyuroider) Oesophagus (Frischkot).......... Larven von Lungenwürmern (Dictyocaulus, Protostrongyliden)

---

[1] **Magen-Darm-Strongyliden**

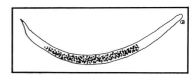

Abb. 3.1.
Erstlarve von Dictyocaulus viviparus

Bei Schaf und Ziege:
- *Dictyocaulus filaria* (großer Lungenwurm)

    M: ohne Scheide; Kopf mit knopfartiger Verdickung, Hinterende abgerundet; kaum sichtbarer Oesophagus; Mitteldarm granuliert (keine Darmzellen sichtbar !); ca. 500 μm lang
    NM: Trichterauswanderverfahren
    Dif: Erstlarven von Protostrongyliden; in verunreinigten Proben **Erdnematoden**, in älteren Kotproben 1./2. **Larven von Magen-Darm-Strongyliden** oder von **Strongyloides** (siehe Tab. 3.3., Abb. 3.2.)
    Anm: Larven zeigen vorwiegend "winkende" Ortsbewegung.

Bei Schaf und Ziege:
- *Protostrongyliden* (kleine Lungenwürmer)

    M: ohne Scheide; Kopf abgerundet, Hinterende je nach Art spitz zulaufend oder "korkenzieherförmig" mit Dorn; kaum sichtbarer Oesophagus; Mitteldarm nur schwach granuliert (keine Darmzellen sichtbar !); je nach Art ca. 250 - 450 μm lang; Artdifferenzierung siehe Tab. 3.3.
    NM: Trichterauswanderverfahren
    Dif: Erstlarven von Dictyocaulus filaria; in verunreinigten Proben **Erdnematoden**, in älteren Kotproben 1./2. **Larven von Magen-Darm-Strongyliden** oder von **Strongyloides** (siehe Tab. 3.3., Abb. 3.2.)

3.2. Parasitäre Gebilde im Blut

- *Babesien*

    M: oft birnen-/tropfenförmige **Zwillingsform**
    L: ausschließlich **intraerythrozytär**, je nach Art marginal oder zentral gelegen
    NM: in akuter Phase: Blutausstrich, Dicker Tropfen (von Kapillarblut !)
    Dif: Theilerien, Rickettsien

Beim Rind:
- *Babesia divergens*

    M: Merozoiten keulen- oder birnenförmig, meist paarweise mit den Spitzen zusammenliegend und einen stumpfen Winkel bildend (Zwillingsform !), vereinzelt ring- oder blasenförmige Trophozoiten; ca. 1,5 x 1 μm groß (kleine Babesie)
    L: intraerythrozytär; marginal gelegen
    B: pathogen
    Anm: • Erregernachweis meist nur während der akuten (klinischen) Phase (Parasitämie meist > 1 %); chronisch-latente Infektion äußerst selten im Blutausstrich, sondern nur **serologisch** erfaßbar.

Tabelle 3.3.

Schlüssel zur Bestimmung von *Lungenwurmlarven*
im Frischkot *kleiner* Wiederkäuer
(nach KANDELS, 1984)
----

(1) a) rhabditoider/oxyuroider Oesophagus,
     deutlich sichtbar.......... **Erdnematoden**
                                   L_1 von **Strongyloides**
   b) undeutlicher, kaum sichtbarer
     Oesophagus................. (2)

(2) a) Mitteldarm stark granuliert; knopfförmige
     Verdickung am Vorderende; Hinterende
     abgerundet................. L_1 von ***Dictyocaulus filaria*** (A)
   b) Mitteldarm nicht granuliert, ohne
     knopfförmige Verdickung am Vorderende;
     Hinterende spitz............ (3)

(3) a) Hinterende ohne Dorsaldorn; Schwanzende
     spitz auslaufend............ L_1 von ***Protostrongylus*** (B)
   b) Hinterende mit Dorsaldorn... (4)

(4) a) Schwanzende nicht unterteilt;
     Hinterende wellenförmig; mit
     starkem Dorsaldorn.......... L_1 von ***Muellerius*** (C)
   b) Schwanzende in 2 Abschnitte
     unterteilt................. (5)

(5) a) vorderer Teil des Schwanzendes
     gekrümmt; proximal starker Dorsaldorn,
     distal 2 Häkchen; hinterer Teil
     lang, spitz................ L_1 von ***Cystocaulus*** (D)
   b) vorderer Teildes Schwanzendes
     quadratisch; proximal undeutlicher
     Dorsaldorn, distal 2 Häkchen; hinterer
     Teil kurz, lanzettförmig.... L_1 von ***Neostrongylus*** (E)

Abb. 3.2.
Morphologische Merkmale
zur Differenzierung von
Lungenwurmlarven kleiner
Wiederkäuer (zu Tab. 3.3.)

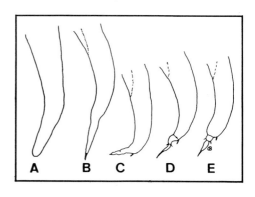

Beim Rind:
* *Babesia major*
    - M: Merozoiten birnenförmig-oval, meist paarweise mit den Spitzen zusammenliegend und einen spitzen Winkel bildend (Zwillingsform !); ca. 3 - 3,5 x 1,5 μm groß (große Babesie)
    - L: intraerythrozytär zentral gelegen
    - B: gering
    - Anm: sporadisch auftretend (Nordseeküste).

* *Tropische Rinderbabesien*
    * *Babesia bigemina*
        - M: große Babesie
        - B: pathogen (Erreger des "Texasfiebers")
    * *Babesia bovis*
        - M: kleine Babesie
        - B: pathogen (Erreger der "seuchenhaften Hämoglobinurie")

Beim Schaf:
* *Babesia motasi*
    - M: Merozoiten meist birnenförmig, wenige Teilungsformen (mit spitzem Winkel zusammenliegend); ⌀ ca. 3 μm
    - L: intraerythrozyär vorwiegend zentral gelegen
    - B: gering pathogen
    - Anm: sporadisch auftretend (Norddeutschland).

* *Theilerien*

    - M: selten in Zwillingsform
    - L: intrazellulär, zuerst in Lymphoblastoidzellen, dann in Erythrozyten (siehe Anm.)
    - NM: Blutausstrich, Lymphknotenpunktat, Milzabklatsch
    - Dif: Babesien, Rickettsien
    - Anm: Dem Befall der Erythrozyten (Merozoiten) geht eine **Schizogonie in lymphoblastoiden Zellen** (Milz, Lymphknoten) voran. Im Zytoplasma der meist vergrößerten Zellen oder artifiziell oft freiliegend Schizonten (**Koch'sche Kugeln** = Merozoitennester).

Beim Rind:
* *Theileria mutans*
    - M: in **Erythrozyten**: Merozoiten komma- oder ringförmig, selten in Zwillingsform zusammenliegend (!), bisweilen bilden 4 Stadien ein "Malteserkreuz"; ca. 1,5 μm groß
      in **Lymphoblastoidzellen**: Nester von 1 - 2 μm großen Merozoiten (**Koch'sche Kugeln**)
    - B: gering pathogen
    - Anm: sporadisch auftretend (Norddeutschland).

* *Tropische Rinder-Theilerien*
    * *Theileria annulata*
        - B: pathogen (Erreger des "Mittelmeerfiebers")
    * *Theileria parva*
        - B: pathogen (Erreger des "Ostküstenfiebers")

♦ Trypanosomen

M: spindelförmige Flagellaten (trypomastigote Form); eine, das Vorderende überragende Zuggeißel mit undulierender Membran, zentraler, großer Zellkern, großer, (sub)terminal gelegener Kinetoplast
L: **extrazellulär** zwischen Blutzellen gelegen
NM: Nativpräparat, Blutausstrich, Mikrohämatokrit-Verfahren, Kultur

Beim Rind:
♦ *Trypanosoma theileri*
   M: 30 - 65 µm lang
   B: apathogen
   Anm: · in Deutschland in vielen Herden endemisch.
        · in Blutausstrich nur sehr selten nachweisbar.

♦ Tropische Trypanosomen
   ♦ *Trypanosoma vivax*
      M: ca. 25 µm lang
   ♦ *Trypanosoma congolense*
      M: ca. 10 µm lang
   B: beide Arten pathogen (Erreger der "Nagana" in Afrika)

♦ Rickettsien

♦ *Ehrlichia phagocytophila* (Rind, Schaf)
   M: 0,5 - 5 µm
   L: intrazellulär in Granulozyten
   B: pathogen

Lit.: PFISTER, K., A. ROESTI, P.H. BOSS, B. BALSIGER (1987): Ehrlichia phagocytophila als Erreger des "Weidefiebers" im Berner Oberland. Schweiz. Arch. Tierheilk. 129, 343-347

♦ *Eperythrozoon spp.* (Rind, Schaf)
   M: ca. 0,5 µm groß
   L: auf Erythrozytenoberfläche

♦ *Anaplasma mesaeterum* (syn. Theileria ovis ?; Schaf)
   M: 0,5 - 1 µm
   L: intraerythrozytär

Lit.: FRIEDHOFF, K.T. (1981): Rickettsieninfektionen (Ehrlichia, Eperythrozoon, Haemobartonella) bei Haustieren in Deutschland. Fortschritte Veterinärmed., Heft 35, 203-209

3.3. Parasitäre Gebilde in Haut- und Haarproben

3.3.1. Makroskopisch sichtbar

◆ *Läuse*

M: Imago: dorsoventral abgeplatteter, dreigeteilter, flügelloser Körper; 3 Beinpaare, kräftige Klauen mit Tibialdaumen; **Kopf schmaler als Thorax**, stechend-saugende Mundwerkzeuge, fünfgliedrige Antennen.
 Eier ("Nissen"): längsoval, ca. 1 mm lang, wulstig gedeckelt; einzeln an Haar angeheftet.
L: im Fell
Dif: Haarling (Abb. 3.3.); klinisch: auch Räude
B: Lästlinge, Blutsauger

Beim <u>Rind</u>:
◆ *Haematopinus eurysternus* *("kurznasige Rinderlaus")*
 M: 2 - 3 mm lang, Augenhöcker nach vorn stehend

◆ *Linognathus vituli ("langnasige Rinderlaus")*
 M: 2,5 - 3 mm lang, Augenhöcker fehlen

◆ *Solenopotes capillatus*
 M: ca. 1,5 mm lang

◆ *Haarlinge*

M: Imago: dorsoventral abgeplatteter, dreigeteilter, flügelloser Körper; 3 Beinpaare, Kralle ohne Tibialdaumen; **Kopf breiter als Thorax**, beißend-kauende Mundwerkzeuge, dreigliedrige Antennen.
L: im Fell, Vlies
Dif: Läuse (Abb. 3.3.)
B: Lästlinge

Beim <u>Rind</u>:
◆ *Bovicola bovis*
 M: ca. 1,5 mm lang

Beim <u>Schaf</u>:
◆ *Bovicola ovis ("Sandlaus")*
 M: ca. 1,5 mm lang
 Dif: Melophagus, Läuse

Beim <u>Schaf</u>:
◆ *Melophagus ovinus (Schaflausfliege)*

M: Imago: rostgelb-braun gefärbt, dreigliedrig, flügellos, stark behaart, ca. 5 mm lang
L: im Vlies
Dif: Haarlinge, Läuse
B: bei starkem Befall pathogen; begünstigt Wundmyiasis
Anm: Die beim <u>Rind</u> bisweilen im Anal-Genitalbereich parasitierende Lausfliege (*Hippobosca equina*) ist geflügelt.

Abb. 3.3.
Morphologie eines
Haarlings und einer Laus:
(A) Damalinia sp.
(B) Haematopinus sp.

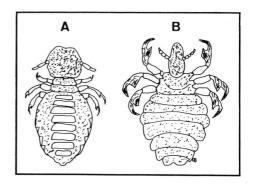

♦ *Schildzecken* (siehe S.39: Tab. 1.3., Abb. 1.17)

M: ungegliederter Körper; Capitulum von dorsal sichtbar; Larven 3 Paar, Nymphen (ohne Geschlechtsöffnung) und Adulte (mit Geschlechtsöffnung) 4 Paar gegliederte Beine mit 2 Klauen und Haftlappen, am Tarsus des 1. Beinpaares **Hallersches Organ** (Chemorezeptor zur Wirtsfindung); **Rückenschild** bei Männchen fast den gesamten Rücken, bei nüchternen Weibchen, Nymphen und Larven nur den vorderen Rückenteil bedeckend.
- **Larve**: 0,5 - 1 mm lang
- **Nymphe**: 1 - 2 mm lang
- **Adultus**: Männchen ca. 2,5 - 5 mm lang, Weibchen 3 - 5 mm (nüchtern) oder bis 15 mm (vollgesogen) lang

♦ *Ixodes ricinus* ("Gemeiner Holzbock")
M: Analfurche vor Analöffnung
B: Vektor u. a. für **Babesia divergens** (Rind), Babesia motasi (Schaf), Rickettsien

Lit: BRODIE, T.A., P.H. HOLMES, G.M. URQUHARDT (1986): Some aspects of tick-borne diseases of British sheep. Vet. Rec. **118**, 415-418

♦ *Haemaphysalis punctata*
M: Analfurche hinter Analöffnung
B: Vektor für Babesia major (Rind)
Anm: auf nord- und ostfriesischen Inseln vorkommend.

Beim Schaf (selten Rind):
♦ *Dermacentor marginatus* ("Schafzecke")
M: Analfurche hinter Analöffnung
B: Vektor und Reservoir für Coxiella burneti (Erreger des Q-Fiebers)
Anm: • Larven und Nymphen parasitieren bei Kleinsäugern.
• in Südwestdeutschland (Rhein- u. Maintal) vorkommend.

Beim Rind:
♦ *Kriebelmücken (Simulien)*
(Boophthera erythrocephala, Odagmia spp., Wilhelmia spp.)

M: • **Imago**: fliegenähnlich, schwärzlich ("black flies"), ca. 5 mm lang, geflügelt (glasklare Flügel), stark gewölbtes Bruststück ("Buckel"); kurze, 9-13gliedrige Antennen
• **Larve**: ca. 1 cm lang, Kopfkapsel mit zwei Fangfächern; am Vorderende unpaarer Stummelfuß; am Hinterende Haftscheibe
• **Puppe**: in tütenartigem, an Pflanzen ect. gehefteten Kokon gelegen; ca. 5 mm lang; zahlreiche Atemfäden
B: bei Massenbefall pathogen (**Simuliotoxikose**); Vektor von Onchocerca spp.
Anm: • Postembryonalentwicklung ausschließlich in **schnell fließenden Wasserläufen** (Fließgeschwindigkeit > 0,1 m/sec).
• **Massenschlupf** der Imagines witterungsabhängig, Todesfälle bei Säugetieren meist **April - Juni**.
• infolge Simuliotoxikose Todesfälle u. a. auch bei Pferden, Kreislauferkrankungen bei Menschen

Lit.: GÖSSLER, R. (1981): Kriebelmückenplage in Teilen Hessens. Tierärztl. Prax. **9**, 175-179
RÜHM, W. (1983): Kriebelmücken (Simuliidae, Diptera) als Plage- und Schaderreger. Veterinärmed. Nachr., Nr. 1, 38-50

♦ **Gnitzen (Culicoides spp.)**
Anm: siehe S. 146

♦ **Bremsen (Tabaniden)**
M: Imago: mittelgroß, kräftig, geflügelt; Kopf breit und dreieckig, hinten flach und konkav; sehr große Fazettenaugen; dreigliedrige Antennen vorgestreckt, 3. Glied geringelt
B: Lästlinge, Blutsauger, Vektoren u. a. von Trypanosoma theileri

♦ *Tabanus bovinus* (Rinderbremse)
M: ca. 2 cm lang, Antennen bumerangartig, Flügel ungefärbt

♦ *Chrysops spp.* (Blindbremse)
M: ca. 1 cm lang, Antennen bandartig, Flügel gefleckt

♦ *Haematopota pluvialis* (Regenbremse)
M: ca. 1,5 cm lang, Antennen bandartig, Flügel rauchig

♦ *Hybomitra spp.*

♦ **Stall- und Weidefliegen**
M: · **Imago**: geflügelt, dreigliedrige Antennen, am letzten Glied Arista
· **Larve ("Maden")**: ca. 1 cm lang, wurmförmig, segmentiert (12 Segmente); Vorderende zugespitzt, Hinterende abgestumpft (bei Drittlarven mit gattungstypisch geformten Stigmenplatten); apod, azephal
· **Puppe**: tonnenförmig; braun-schwarz

♦ *Stallfliegen*
Anm: Larvenhabitate in **faulendem** organischen Material, **älterem** Dung.

♦ *Musca domestica* (Große Stubenfliege)
M: Imago: 6 - 7 mm lang, grau-schwarz; schwarz-gestreifter Thorax; Flügelhaltung in Ruhestellung im **kleinen** Winkel; leckend-saugende Mundwerkzeuge
B: Lästling, Hygieneschädling
Anm: **temporär** am Tier

♦ *Stomoxys calcitrans* (Wadenstecher)
M: Imago: ca. 5 mm lang, grauschwarz geflecktes Abdomen; Flügelhaltung in Ruhestellung im **großen** Winkel; stechend-saugende Mundwerkzeuge
B: Lästling, Blutsauger
Anm: **temporär** am Tier

Lit.: KÜNAST, C. (1981): Das Stallfliegenproblem. Tierärztl. Umschau 36, 537-549
HOFFMANN, G. (1987): Fliegenbefall in landwirtschaftlichen Betrieben - Resistenzursachen und Bekämpfungsmethoden. Dtsch. tierärztl. Wschr. 95, 10-14

- 112 -

◆ **Weidefliegen**
Anm: Larvenhabitate im **frischen** Rinderdung auf der Weide.

◆ *Musca autumnalis (Augenfliege)*
  - M: Imago: ca. 5 - 7 mm lang, leckend-saugende Mundwerkzeuge
  - L: **temporär** am Tier, vorwiegend am Kopf
  - B: Lästling; Vektor u. a. für Moraxella bovis (Erreger der infektiösen Keratokonjunktivitis) und Thelazien

◆ *Haematobia (syn. Syphona) stimulans (Große Weidestechfliege)*
  - M: Imago: 5 - 7 mm lang, grau-braun; stechend-saugende Mundwerkzeuge
  - L: tagsüber **stationär** am Tier; meist im Rücken-Flankenbereich mit dem "Kopf nach oben"
  - B: Lästling, Blutsauger

◆ *Haematobia (syn. Syphona) irritans (Kleine Weidestechfliege)*
  - M: Imago: 3 - 5 mm lang; stechend-saugende Mundwerkzeuge
  - L: tagsüber **stationär** am Tier; meist an Hornbasis ("horn fly"), im Rücken-Flankenbereich mit dem "Kopf nach unten"
  - B: Lästling, Blutsauger

◆ *Hydrotaea spp. (Kopffliegen)*
  - M: Imago: ca. 6 - 7 mm lang, blau-schwarz, leckend-saugende Mundwerkzeuge
  - L: **temporär** am Tier; am Kopf, Euter
  - B: Lästling; Vektor für Corynebacterium pyogenes (Erreger der **Holsteinischen Euterseuche**)

Lit.: HEINE, J. (1987): Fliegen als Parasiten beim Weiderind in Europa. Veterinärmed. Nachr., Nr. 1, 9-16

◆ *Schmeißfliegen (Calliphoriden)*

Beim Schaf:
◆ *Lucilia sericata*
  - M: • **Imago**: ca. 0,5 - 1 cm lang, metallisch-grünblau; geflügelt; leckend-saugende Mundwerkzeuge
      • **Larve ("Maden")**: ca. 1 cm lang, weißlich-grüngelb, verjüngtes Vorderende, abgestumpftes Hinterende mit gattungstypisch geformten Stigmenplatten
  - L: Larven in Wunden
  - B: pathogen (**Wundmyiasis**)

Beim Rind:
◆ *Larven von Hypoderma bovis ("Große Dasselfliege")*
  - M: **Larve (Hautlarven)**: walzenförmig, segmentiert, stark bedornt, hell-dunkelbraun gefärbt; Vorderende verjüngt, Hinterende abgerundet, mit 2 nierenförmigen Stigmenplatten; 1,5 cm (2. Larve) bis 2 - 3 cm (3. Larve) lang
  - L: (nach Körperwanderung) **im Unterhautbindegewebe** des Rückens (Dasselbeulen) während ca. Januar bis Juni
  - B: pathogen

Anm: •**Imago**: stark behaart (hummelähnlich), schwarzgelb,
bis 1,5 cm lang; Mundwerkzeuge rudimentär (aphag)
• gebietsweise neuerdings wieder häufiger (z. B. in Teilen
von Hessen, Nordrhein-Westfalen) auftretend.
• **Behandlung gesetzlich vorgeschrieben** (Gesetz zur
Bekämpfung der Dasselfliege v. 28.4.1967)

Lit.: LIEBISCH, A., T. FRAUEN (1989): Zwanzig Jahre
Dasselgesetz: Zur Verbreitung und Bekämpfung der Hypodermose der Rinder in der Bundesrepublik Deutschland.
Tierärztl. Umschau <u>44</u>, 12-16

3.3.2. Mikroskopisch nachweisbar

♦ *Sarcoptes spp. (Grabmilben)*

M: rundlicher, ca. 200 - 500 µm großer, ungegliederter Körper; Mundkegel abgerundet; 4 Paare gegliederte, kurze Beine (die beiden hinteren Beinpaare überragen Körperrand nicht); Prätarsen lang, ungegliedert
L: in den oberen Hautschichten (in Grabgängen)
NM: Kalilauge-Verfahren
Dif: andere Räudemilben (Abb. 3.4.)
B: pathogen; **auf den Menschen übertragbar** (z. B. Melkpersonal; Trugkrätze)
Anm: Überlebensdauer außerhalb des Wirtes bis **2 Wochen**.

Beim <u>Rind</u>:
♦ *Sarcoptes bovis*
  Anm: relativ selten; in Milch- und Mastviehbeständen, vor allem während der Wintermonate.

Beim <u>Schaf</u>:
♦ *Sarcoptes ovis*
  Anm: heute selten (Kopfräude).

♦ *Psoroptes spp. (Saugmilben)*

M: ovaler, 500 - 800 µm langer, ungegliederter Körper; Mundkegel spitz; 4 Paar gegliederte, den Körperrand überragende Beine; Prätarsen lang, dreigliedrig
L: auf der Haut
NM: Kalilauge-Verfahren
Dif: andere Räudemilben (Abb. 3.4.)

Beim <u>Rind</u> und <u>Schaf</u>:
♦ *Psoroptes ovis*
  B: pathogen ("Körperräude"); **beim Schaf anzeigepflichtige Tierseuche**
  Anm: • vor allem während der Wintermonate (beim Rind meist in Mastbullenbeständen).
  • Überlebensdauer außerhalb des Wirtes bis **7 Wochen**.

Bei der <u>Ziege</u>:
♦ *Psoroptes cuniculi*
  B: pathogen ("Ohrräude")

Abb. 3.4.
Differenzierung von Räudemilben
(anhand der Prätarsen):
  (A) Sarcoptes spp.
  (B) Psoroptes spp.
  (C) Chorioptes spp.

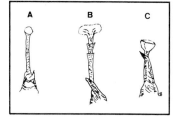

Bei **Rind**, Schaf und Ziege:
◆ *Chorioptes ovis (Nagemilben)*

- M: ovaler, 300 - 600 µm langer, ungegliederter Körper; Mundkegel stumpf; 4 Paar gegliederte, den Körperrand überragende Beine; Prätarsen sehr kurz, ungegliedert
- L: auf der Haut
- NM: Kalilauge-Verfahren
- Dif: andere Räudemilben (Abb. 3.4.)
- B: pathogen
- Anm: • häufig; vor allem während der Wintermonate (beim Rind meist in Milchkuhbeständen).
  • Überlebensdauer außerhalb des Wirtes bis **10 Wochen**.

Beim **Rind**:
◆ *Demodex bovis (Haarbalgmilbe)*

- M: zigarrenförmiger, ungegliederter Körper, ca. 150 µm lang; 4 stummelförmige Beinpaare
- L: in Haarbälgen
- NM: Kalilauge-Verfahren, Äther-Verfahren
- B: Lederschäden

Lit.: MATTHES, H.-F. (1989): Zu Pathogenese und Schadbild der durch Demodex bovis verursachten nodulären Form der Demodikose des Rindes. Monatsh. Vetetinärmed. 44, 438-441

Beim **Rind**:
◆ *Mikrofilarien von Onchocerca spp.*

- M: ca. 250 µm lange, ungescheidete Larven
- L: in Unterhaut des Nabel- und Nackenbereichs, der Ohren
- NM: Skin-snip-Verfahren
- B: apathogen
- Anm: Adulte Stadien sitzen im Nackenband (O. gutturosa) oder im Milznierenband (O. lienalis).

Lit.: SAFAR-HERMANN, N., R. SUPPERER (1983): Über das Vorkommen von Onchocerca lienalis (Stiles, 1892) bei Rindern in Österreich. Z. Tropenmed. Parasitol. 34, 129-132

Beim **Rind**:
◆ *Stephanofilarien*

- M: Mikrofilarien oder Adulte nur äußerst selten nachweisbar
- L: klinische Veränderungen meist im Euterbereich (oft Zitzenbasis)
- NM: klinisch
- B: pathogen (schlecht heilende "Sommerwunden")
- Anm: klinisch i. d. R. nur bei Einzeltieren einer Herde auftretend (endemisches Vorkommen in Norddeutschland).

Lit.: SARKKILA, A. (1983): Über die Stephanofilariose ("Sommerwunden") des Rindes: Beobachtungen und Erfahrungen in Finnland. Tierärztl. Umschau 38, 523-528

3.4. Parasitäre Gebilde im Genitaltrakt

Beim <u>Rind</u>:
♦ *Tritrichomonas foetus*

- M: birnenförmig, ca. 15 µm lang; vorn 3 Zuggeißeln, 1 Schleppgeißel mit undulierender Membran zum Hinterende ziehend; Achsenstab im verjüngten Hinterende
- L: extrazellulär
- NM: Vaginalabstrich, Präputialspülprobe, **Kultur**
- B: pathogen; **anzeigepflichtige Tierseuche** !
- Anm: heute in Mitteleuropa äußerst selten.

Lit.: WYFFELS, R., P. DEKEYSER, E. BRONE, P. BONTE (1987): [A case of Trichomoniasis in cattle of West-Flandern.] Vlaams Diergenessk. Tijdschr. 56, 324-328

3.5. Parasitäre Gebilde im Sektionsmaterial

3.5.1. Magen-Darm-Trakt

<u>Pansen:</u>

♦ *Paramphistomum cervi (Pansenegel)*

- M: Adulte: **kegelförmig**, im Querschnitt rundlich (Plattwurm!); knapp 1 cm lang; Mundsaugnapf am Vorderende, kräftiger, endständiger Bauchsaugnapf
- L: an Schleimhaut
- B: gering pathogen
- Anm: · pathogen nur bei starkem Befall (sehr selten) durch Jugendstadien im Duodenum (**intestinale** Form).
  · Vorkommen bei Rindern in norddeutschen Marschgebieten.

<u>Labmagen</u> (siehe Tab. 3.4.):

♦ *Trichostrongyliden*

- M: Adulte: fadenförmig; kleine Mundkapsel, strongyloider Oesophagus; getrenntgeschlechtlich; Männchen: 2 Spikula und Bursa copulatrix; Weibchen: spitzes Hinterende, Vulva im hinterer Körperhälfte
- NM: histotrope Stadien: nach künstlicher Schleimhautverdauung
- Anm: Jugendstadien (z. B. **hypobiotische Larven**) in Lumina der Labmagendrüsen (vor allem im Fundus) gelegen, **Knötchenbildung** (kopfsteinpflasterartiges Relief der Labmagenschleimhaut)

Tabelle 3.4.

Schlüssel zur Bestimmung *adulter Nematodenstadien* aus dem Magen-Darm-Trakt von Wiederkäuern

Labmagen

(1) 1 - 2 cm lang; am Vorderende 2 große
 Zervikalpapillen; Männchen: große
 Bursa; Weibchen: Geschlechtsorgane
 um Darmrohr gewunden................ **Haemonchus contortus**
(2) ca. 1 cm lang, schlank; 2 kleine
 Zervikalpapillen.................... **Ostertagia spp.**
(3) max. 0,5 cm lang, schlank; typische
 "Kerbe" in Kutikula des
 Oesophagusbereichs.................. **Trichostrongylus axei**

Dünndarm

(1) max. 0,5 cm lang, schlank
 (a) mit typischer "Kerbe" in Kutikula
  des Oesophagusbereichs; Männchen
  und Weibchen (Vulva hinter
  Körpermitte)................... **Trichostrongylus spp.**
 (b) ohne Kutikula"kerbe"; nur
  Weibchen (Vulva in Körpermitte).. **Strongyloides papillosus**
(2) 0,5 - 1 cm lang, schlank; meist eingerollt;
 leicht aufgeblähte, quer geringelte
 Kutikula am Vorderende.............. **Cooperia spp.**
(3) 1 - 2 m lang, schlank; längliche Kutikula-
 Auftreibung am Vorderende........... **Nematodirus spp.**
(4) ca. 2 cm lang, dick, kräftig; Vorderende
 abgebogen, große Mundkapsel......... **Bunostomum spp.**

Dickdarm

(1) peitschenförmig..................... **Trichuris spp.**
(2) knapp 2 cm lang, dick, kräftig; große
 kugelige Mundkapsel................. **Chabertia ovina**
(3) ca. 2 cm lang, dick, kräftig; Kutikula
 am Vorderende meist aufgetrieben; kleine,
 flache Mundkapsel................... **Oesophagostomum spp.**

♦ *Ostertagia spp.*
M: Adulte: haardünn, bräunlich, 6 - 12 mm lang; Weibchen mit Vulvaklappe
L: an/auf Schleimhaut
B: pathogen

Beim <u>Rind</u>:
♦ *Ostertagia ostertagi* (und andere Arten)
Anm: **Sommerostertagiose:** Herde; **Winterostertagiose:** Einzeltiere)

Lit.: ARMOUR, J., C.P. OGBOURNE (1982): Bovine Ostertagiasis: A review and annotated bibliography. Commonwealth Inst. Parasitol., Misc. Publ. No. 7

Bei <u>Schaf</u> und <u>Ziege</u>:
♦ *Ostertagia circumcincta* (und andere Arten)

Bei <u>Schaf</u> und <u>Ziege</u>:
♦ *Haemonchus contortus*

M: Adulte: zwirnsfadendünn, rötlich gefärbt (Blutsauger); 2 - 3 cm lang; Männchen: 2 kräftige, kurze Spikula, große Bursa copulatrix mit asymmetrischem Dorsallappen); Weibchen: weißer Uterus spiralig um rötlichen Darm-schlauch gewunden ("gedrehter Magenwurm"), mit großer Vulvaklappe
L: an Schleimhaut
B: pathogen (besonders bei Jungtieren), blutsaugend

♦ *Trichostrongylus axei*
M: Adulte: haardünn, bräunlich, ca. 5 mm lang
L: an/auf Schleimhaut
B: gering pathogen

<u>Dünndarm</u> (siehe Tab. 3.4.):

♦ *Trichostrongyliden*

L: meist im vorderen Teil des Dünndarms

Beim <u>Rind</u>:
♦ *Cooperia oncophora* (und andere Arten)
M: Adulte: haardünn, rötlich gefärbt, ca. 7 mm lang; aufgeblähte, quergeringelte Kutikula am Vorderende
L: an/auf Schleimhaut
B: pathogen (in Verbindung u. a. mit O. ostertagi)

♦ *Nematodirus spp.*
M: Adulte: haardünn, weiß, ca. 15 - 25 mm lang; längliche, längsgestreifte Kutikularerweiterung am Vorderende; Männchen mit langen, schmalen Spikula
L: an/auf Schleimhaut
B: pathogen

Beim Rind:
- *Nematodirus helvetianus* (und andere Arten)

Bei Schaf und Ziege:
- *Nematodirus filicollis, Nematodirus battus*

Bei Schaf und Ziege:
- *Trichostrongylus colubriformis* (und andere Arten)
- M: Adulte: haardünn, rötlich gefärbt, ca. 5 mm lang
- L: an/auf Schleimhaut
- B: pathogen

- *Strongyloides papillosus (Zwergfadenwurm)*
  - M: Adulte: haardünn, sehr fragil, weiß, ca. 5 mm lang; strongyloider Oesophagus; **ausschließlich Weibchen** (Parthenogenese), Vulva in hinterer Körperhälfte
  - L: in Schleimhaut unter Darmepithel
  - B: gering pathogen
  - Anm: vor allem bei Jungtieren vorkommend.

- *Bunostomum spp. (Hakenwurm)*
  - M: Adulte: zwirnsfadendick, grau-rötlich, ca. 2 cm lang; Vorderende dorsalwärts abgebogen ("Hakenwürmer"); große Mundkapsel mit schneidenden Platten
  - L: an Schleimhaut
  - B: nur bei stärkerem Befall (Jungtiere) pathogen, blutsaugend

Beim Rind:
- *Bunostomum phlebotomum*

  Lit.: PROSL, H., G. SCHLERKA, H. NIEDERMÜLLER (1985): Beitrag zur Pathogenese der Bunostomose des Rindes. Ber. 16. Kongr. Dtsch. Veterinärmed. Ges., Bad Nauheim, 295-299

Beim Schaf:
- *Bunostomum trigonocephalum*

- *Moniezia spp.*
  - M: bis zu 10 m lang; Skolex mit vier Saugnäpfen, ohne Hakenkranz; gravide Proglottiden ca. 1,5 cm breit, beidseitige Genitalpori
  - L: im Lumen (Skolex an Schleimhaut)
  - B: Pathogenität umstritten

  Lit.: ELLIOT, D.C. (1986): Tapeworm (Moniezia expansa) and its effect on sheep production: The evidence reviewed. N. Z. Vet. J. 34, 61-65

Beim Schaf:
- *Moniezia expansa*
  - Anm: bei Jungtieren sehr häufig vorkommend.

Beim Rind:
- *Moniezia benedeni*

♦ *Eimerien*

M: **Schizont:** angefüllt mit bananenförmigen, ca. 10 µm Merozoiten; **Makrogamont:** plasmareich, dünnwandig, mit großem, zentralen Kern; **Mikrogamont:** weniger plasmareich, mit zahlreichen, peripher gelegenen Mikrogameten; Oozysten: mit peripheren Hüllbildungskörpern oder sichtbarer Schale, Zygote im Innern
L: intrazellulär; je nach Art und Entwicklungsstadium: intra-, subepithelial, in Lamina propria oder in Kapillarendothelzellen im Dünndarm oder Dickdarm
NM: Schleimhautgeschabsel, -abstrich, Histologie
B: je nach Spezies gering bis stark pathogen (Jungtiere)

Beim Rind:
♦ *Eimeria bovis, Eimeria zuerni*
M: 1. Schizontengeneration als **Makroschizonten** makroskopisch gerade sichtbar (bis 300 µm groß; weiße Punkte in Schleimhaut)
L: 1. Schizonten im Dünndarm (Ileum), 2. Schizonten und Gamonten im Dickdarm (Zäkum, Kolon)

Lit.: BÜRGER, H.-J. (1983): Eimeria-Infektionen beim Rind. Berl. Münch. tierärztl. Wschr. 96, 350-357

♦ *Kryptosporidien*

M: alle Stadien (Ausnahme: Merozoiten) rund, ⌀ ca. 5 µm
L: intrazellulär im apikalen Teil der Epithelzellen von Jejunum und Ileum
NM: Schleimhautabstrich (Karbolfuchsin-Färbung), Histologie
B: fakultativ pathogen

Dickdarm (siehe Tab 3.4.):

♦ *Oesophagostomum spp. (Knötchenwürmer)*

M: Adulte: zwirnsfadendick, 1 - 2 cm lang; Kutikula meist am Vorderende aufgebläht; Mundöffnung mit 1 oder 2 Blätterkränzen, kurze Mundkapsel
L: an Schleimhaut
B: nur bei stärkerem Befall pathogen
Anm: inhibierte Entwicklungsstadien in Schleimhautknötchen ("Knötchenwürmer")

Beim Rind:
♦ *Oesophagostomum radiatum*

Beim Schaf:
♦ *Oesophagostomum venulosum*
♦ *Oesophagostomum columbianum*

Beim Schaf:
• *Chabertia ovina*

M: Adulte: zwirnsfadendick, weiß, ca. 2 cm lang; Mundöffnung weit, mit doppeltem Blätterkranz; große, kugelige Mundkapsel
L: an Schleimhaut
B: i. d. R. keine klinischen Auswirkungen

• *Trichuris spp.* *(Peitschenwürmer)*

M: Adulte: peitschenförmig (langes, dünnes Vorderende = Oesophagus; walzenförmig-dickes Hinterende = Darm, Geschlechtsorgane), gelblich-rötlich, 4 - 8 cm lang; trichuroider Oesophagus (Stichosom); Männchen: keine Bursa, ein Spikulum; Weibchen: Vulva in Nähe des Oesophagusendes
L: in Schleimhaut (mit dünnem Vorderteil)
B: nur bei stärkerem Befall (bei Lämmern) pathogen

• *Eimerien*
Anm: siehe Dünndarm

Leber:

• *Fasciola hepatica* *(großer Leberegel)*

M: Adulte: blattförmig, schmutziggrau-bräunlich, ca. 2 - 3 cm lang, bis 1 cm breit; am Vorderende "Kopfzapfen"; Mund- und Bauchsaugnapf im vorderen Körper; alle inneren Organe stark verzweigt: Gabeldarm, zwei Hoden, ein Ovar, zwei Dotterdrüsen
L: Adulte in Gallengängen und -blase, Jungegel im Leberparenchym
Dif: Dicrocoelium
B: pathogen (Rind: chronische/subklinische Form; Schaf: akute/subakute Form)
Anm: • Beim Schaf können während Wanderphase der Jungegel (akute Form) ähnliche Krankheitserscheinungen und pathologische Veränderungen auftreten wie nach einer frischen, massiven Infektion mit Cysticercus tenuicollis.
• **Fleischbeschaurechtlich zu maßregeln** !
• gebietsweise häufig (Herde); beim Rind chronische Fasziolose ab Dezember, beim Schaf (sub)akute Fasziolose August/November auftretend.

• *Dicrocoelium dendriticum* *(kleiner Leberegel, Lanzettegel)*

M: Adulte: lanzettförmig ("Lanzettegel"), blaßrötlich, ca. 1 cm lang, 2 mm breit; Mund- und Bauchsaugnapf im Vorderteil; Gabeldarm; zwei kompakte Hoden, ein Ovar, zwei Dotterdrüsen, unverzweigter, geschlängelter, mit braunen Eiern gefüllter Uterus.
L: in Gallengängen, Gallenblase
Dif: Fasciola
B: gering pathogen

♦ *Echinococcus hydatidosus (syn. E. cysticus)*

- M: bis ca. kindskopfgroße, gelbliche, flüssigkeitsgefüllte, dickwandige Blasen
- L: **im Leberparenchym**
- NM: makroskopisch (Sektion, Fleischbeschau)
- B: für Wiederkäuer apathogen; Infektionsstadium für EW
- Anm: · Echinokokkenblasen beim Schaf meist in der Leber, beim **Rind** meist **in der Lunge**.
  · **Fleischbeschaurechtlich** zu maßregeln !
  · Finne von Echinococcus granulosus (EW: Hund)

Mesenterium:

♦ *Cysticercus tenuicollis (dünnhalsige Finne)*

- M: gut erbsengroße, schlaffwandige, durchsichtige, flüssigkeitsgefüllte Blase, an der Anheftungsstelle "halsartig" ausgezogen; Inhalt: eine weiße, stecknadelkopfgroße, eingestülpte Kopfanlage
- L: im Gekröse; **unter Serosa** z. B. der Leber
- NM: makroskopisch
- B: bei starker Infektion während Wanderphase der Jungfinnen **pathogen** (Lämmer); Infektionsstadium für EW
- Anm: · nach massiver, frischer Infektion blutgefüllte **Bohrgänge** im Leberparenchym an deren Ende bis 9 mm große, grauweiße jugendliche Metazestoden (Dif: akute Form der Fasziolose).
  · sehr häufig bei Schafen vorkommend.
  · Finne von Taenia hydatigena (EW: Hund, Katze)

Atmungstrakt:

Nasenhöhle:

Beim Schaf:
♦ *Larven von Oestrus ovis*

- M: **Larven:** walzenförmig, apod, azephal, ca. 2 cm lang; segmentiert; am zugespitzten Vorderende starke Haken
- L: in Nasen- und Stirnhöhle
- B: pathogen

Trachea und Bronchien:

♦ *Dictyocaulus spp. (große Lungenwürmer)*

- M: Adulte: zwirnfadendick, weiß, ca. 4 - 8 cm lang; Mundöffnung mit 4 schmalen Lippen, sehr kleine Mundhöhle; Männchen: kleine Bursa copulatrix, 2 kurze, kräftige Spikula; Weibchen: spitzes Hinterende, Vulva im hinteren Körperdrittel
- L: im Lumen von Bronchien, Trachea

Beim Rind:
◆ *Dictyoaulus viviparus*
B: pathogen (gehäuft auftretende Symptome etwa ab Mitte Juli)
Anm: • i.d.R. nur **erstsommrige Rinder** erkranken.
• während kühler Jahreszeit hypobiotische Larvenstadien.
Lit.: JÖRGENSEN, R.J., C.P. OGBOURNE (1985): Bovine dictyocaulosis: A review and annotated bibliography. Commonwealth Inst. Parasitol., Misc. Publ. No. 8
SCHNIEDER, T., A. BELLMER, F.-J. KAUP (1989): Neuere Erkenntnisse zur Ätiologie, Pathogenese und Bekämpfung der Dictyocaulose. Wien. tierärztl. Mschr. 76, 372-376

Bei Schaf und Ziege:
◆ *Dictyocaulus filaria*
Dif: Protostrongyliden

Lunge:

Bei Schaf und Ziege:
◆ **Protostrongyliden** *(kleine Lungenwürmer)*

M: Adulte: haardünn, je nach Art weißlich-bräunlich, ca. 1 - 5 cm lang
L: in Bronchien, Bronchioli, Alveolen (Brutknoten)
Dif: Dictyocaulus filaria
B: für Ziegen i. d. R. pathogener als für Schafe
Anm: • sehr häufig vorkommend.

Beim Rind:
◆ *Echinococcus hydatidosus*
Anm: siehe Leber.

Lit.: HAHN, E., V. KUSKE, F. HÖRCHNER, G. REUTER (1986): Zur Verbreitung der zystischen Echinokokkose beim Rind in Deutschland. Dtsch. tierärztl. Wschr. 93, 445-447

Muskulatur:

Beim Rind:
◆ *Cysticercus bovis (syn. C. inermis)*

M: weißlich-gelbe, ca. erbsengroße, flüssigkeitsgefüllte Blase mit eingestülpter, weißer, stecknadelkopfgroßer Kopfanlage
L: in Herz- und Skelettmuskulatur
NM: makroskopisch
B: für Rind gering pathogen; Infektionsstadium für EW: Mensch (Zoonose)
Anm: • in Deutschland bei etwa 1 % der Schlachtrinder vorkommend.
• **Fleischbeschaurechtlich zu maßregeln !**
• Finne von Taenia saginata (Rinderfinnenbandwurm des Menschen)

Lit.: ZIMMERMANN, G. (1985): Kritische Betrachtung zur Verbreitung der Zystizerkose beim Rind und Vorschläge zu verbesserten Bekämpfungsmaßnahmen der Rinder-Bandwurm-Invasion beim Menschen. Tierärztl. Umschau 40, 257-264

♦ Zysten von Sarcocystis spp. (Sarkosporidien)

```
M:    spindelförmig, meist mikroskopisch (< 1 mm) klein; relativ
      dicke, artspezifisch aufgebaute Zystenwand mit Fortsätzen;
      gekammert; mehrere Tausend bananenförmige, ca. 15 µm lange
      Zystozoiten enthaltend
L:    intrazellulär
NM:   mikroskopisch (Ausnahme: siehe Schaf)
Dif:  Toxoplasma-Zysten (siehe Tab. 3.5.)
B:    i.d.R. symptomlos; als pathogen gelten nur die durch den
      Hund übertragenen Arten (siehe Anm.).
Anm:  • Sarkosporidien-Zysten auch als "Mieschersche Schläuche"
        bekannt.
      • Pathogenität beruht auf der 3 - 4 Wochen p. i. in den
        Endothelzellen verschiedener Organe (z. B. Leber, Niere,
        Lunge) ablaufenden 2. Schizogonie.
```

Beim Rind:
♦ Sarcocystis cruzi (syn. S. bovicanis; EW: Hund)
♦ Sarcocystis hirsuta (syn. S. bovifelis; (EW: Katze)
♦ Sarcocystis hominis (syn. S. bovihominis; EW: Mensch)
Anm: alle drei Arten mikroskopisch klein.

Beim Schaf:
♦ Sarcocystis gigantea (syn. S. ovifelis)
```
M:    makroskopisch sichtbare, bis 1,5 cm (reiskorn)große,
      weiße Zysten
L:    Oesophagus
B:    apathogen
Anm:  • selten, nur bei älteren Schafen vorkommend.
      • EW: Katze.
```

♦ Sarcocystis ovicanis
```
M:    mikroskopisch sichtbare, bis ca. 500 µm große Zysten
L:    Skelettmuskulatur
NM:   Quetschpräparat, histologisch
B:    bei stärkerem Befall pathogen
Anm:  • häufig vorkommend.
      • EW: Hund
```

Bei der Ziege:
♦ Sarcocystis capracanis (EW: Hund)
  Sarcocystis hircicanis (EW: Hund)
  M: Beide Arten mikroskopisch klein.

Tabelle 3.5.

Differenzierung von Gewebszysten
von *Sarcocystis spp.* und *Toxoplasma gondii*

	SARCOCYSTIS	TOXOPLASMA
Zystengröße:	bis ca. 2000 µm lang ca. 50 µm breit	ca. 100 µm
Zystenwand:	breit, mit palisaden- oder haarartigen Fortsätzen	dünn, ohne Fortsätze
Zysteninhalt:	durch Septen gekammert; Zystozoiten in Gruppen zusammenliegend	ohne Kammerung; Zystozoiten gleichmäßig in Zyste verteilt
Zystozoitenlänge:	ca. 15 µm	ca. 7 µm

Bei <u>Schaf</u> und <u>Ziege</u>:
◆ *Zysten von Toxoplasma gondii*

- M: kugel- oder spindelförmig, meist ca. 100 µm groß; sehr dünne, Zystenwand ohne Fortsätze; keine Kammerung; mehrere Tausend bananenförmige, ca. 7 µm lange Zystozoiten enthaltend
- L: intrazellulär in Herz- und Skelettmuskulatur (**auch im Gehirn** vorkommend)
- NM: mikroskopisch, Histologie, Immunhistologie
- Dif: Sarkosporidien-Zysten (siehe Tab. 3.5.)
- B: i.d.R. symptomlos; nach frischen Infektionen Aborte und Lämmerverluste möglich
- Anm: · Pathogenität beruht auf der ersten, in verschiedenen Organen und Geweben intrazellulär ablaufenden Schizogonie.
  · Diagnose des Toxoplasma-Abortes gelingt durch **Antikörpernachweis** in Fötalflüssigkeit oder durch Toxoplasmennachweis mittels Tierversuch (Mäuseinokulationstest).
  · **Fleisch in rohem Zustand infektiös für Menschen.**
  · EW: ausschließlich **Katze**.

Augen:

Beim <u>Rind</u>:
◆ *Thelazien*

- M: Adulte: ca. 1,5 cm lang; kleine Mundkapsel; Männchen: Hinterende eingerollt ("Rollschwänze"), 2 ungleich lange Spikula; Weibchen: Vulva im vorderen Körperdrittel
- L: im Tränennasenkanal, Bindehautsack
- B: Pathogenität fraglich

4. PARASITEN DER EQUIDEN

4.1. Parasitäre Gebilde im Kot

4.1.1. Makroskopisch sichtbar

♦ *(Prä)adulte von Strongyliden*

M: weiß oder rötlich, fadenförmig, zwirnsfadendick, 1-4 cm lang
Anm: spontan (besonders im Herbst und Frühjahr) oder nach anthelminthischen Behandlungen abgehend.

♦ *Adulte von Oxyuris equi*

M: weiß-grau, pfriemenförmig, ca. 5 - 15 cm lang
Anm: · Weibchen an Afterrosette klebend ("Eischnüre" ablegend).
· spontan oder nach anthelminthischen Behandlungen abgehend.

♦ *Adulte von Parascaris equorum*

M: weiß-gelb, bleistiftdick, ca. 20 - 50 cm lang
Anm: spontan oder nach anthelminthischen Behandlungen abgehend.

♦ *Proglottiden oder ganze Exemplare von Anoplocephala perfoliata*

M: weiß-gelb; Proglottiden: ca. 1 cm breit, 1 mm lang; ganze Würmer: ca. 5 cm lang, 1 cm breit, mit Skolex
Anm: spontan oder nach anthelminthischen Behandlungen abgehend.

♦ *Gasterophilus-Larven*

M: rötlich-braun, walzenförmig, 1 - 2 cm lang; kopf- und beinlos
Anm: spontan (Mai bis Juli) oder nach nach antiparasitären Behandlungen abgehend.

4.1.2. Mikroskopisch nachweisbar

♦ *Eier von Magen-Darm-Strongyliden ("MDS")*

G: mittelgroß - groß (70 - 130 µm lang)
F: längsoval-elliptisch
S: dünn, glatt, ununterbrochen, farblos-grau
I: meist > 8 Furchungskugeln
NM: Flotationsverfahren
Anm: · siehe Tab. 4.1. Eine Gattungsdifferenzierung von Magen-Darm-Strongyliden ist anhand der Morphologie ihrer Eier nicht, sondern erst durch Bestimmung der Drittlarven nach deren Züchtung in Kotkulturen möglich (siehe Tab. 4.2.)!
· **Stärke der MDS-Eiausscheidung diagnostisch nur sehr bedingt verwertbar** !
· In älteren Kotproben sind Eier embryoniert (Dif: Strongyloides-Eier) oder es treten bereits geschlüpfte Erstlarven auf (NM: Trichterauswanderverfahren).

Tabelle 4.1.
```
-------------------------------------------------
        Gattungen von Magen-Darm-Strongyliden
         bei Equiden mit typischen "MDS"-Eiern
-------------------------------------------------
                    STRONGYLIDAE
              "große" Strongyliden (3 Arten)
              "kleine" Strongyliden (ca. 40 Arten)

                  TRICHOSTRONGYLIDAE
                  Trichostrongylus axei
-------------------------------------------------
```

Tabelle 4.2.
```
---------------------------------------------------------------------
                    Schlüssel zur Bestimmung
      von (Tricho)strongylidenlarven in Kotkulturen bei Equiden
---------------------------------------------------------------------
(1) a) ohne Scheide........... (2)
    b) mit Scheide............ (3)

(2) a) mit rhabditoiden/oxyuroiden
       Oesophagus............. 1./2. Larven von (Tricho)strongyliden
                               1./2. Larven von Strongyloides
                                     Erdnematoden
    b) mit strongyloidem Oesophagus
       (> 1/3 Larvenlänge).... 3. Larve von Strongyloides

(3) a) mit kurzem Scheiden-
       schwanz................ 3. Larve von Trichostrongylus axei
    b) mit langem, fadenförmigen
       Scheidenschwanz........ (4)

(4) a) mit 8 Darmzellen....... 3. Larven von Cyathostomum spp.,
                                  Cylicocyclus spp., Cylicostephanus spp.
    b) mit 12 Darmzellen...... 3. Larven von Gyalocephalus capitatus
    c) mit 16 Darmzellen...... 3. Larven von Oesophagodontus robustus,
                                  Craterostomum spp., Strongylus equinus
    d) mit 18-20 Darmzellen... 3. Larven von Triodontophorus spp.,
                                  Strongylus edentatus
    e) mit 32 Darmzellen...... 3. Larven von Strongylus vulgaris
---------------------------------------------------------------------
```

◆ **Eier von Strongyloides westeri**

G: klein (40 - 50 x 30 - 40 µm)
F: elliptisch
S: dünn, glatt, ununterbrochen, farblos
I: U-förmiger Embryo
NM: Flotationsverfahren
Anm: In älteren Kotproben treten bereits geschlüpfte Erstlarven auf (NM: Trichterauswanderverfahren).

◆ **Eier von Parascaris equorum**

G: mittelgroß (ø ca. 100 µm)
F: rundlich
S: dick, rauh (fein granuliert), ununterbrochen, braun
I: eine runde Zygote
NM: Flotationsverfahren
Anm: Die äußere, rauhe Schale kann (artifiziell bedingt) fehlen, so daß Schale glatt erscheint !

◆ **Eier von Anoplocephala spp.**

G: mittelgroß (ca. 70 µm)
F: polymorph, rundlich-drei-/viereckig
S: dick, glatt, grau
I: Embryophore mit runder Onkosphäre (3 Hakenpaare)
NM: Flotationsverfahren
Anm: Eier/Proglottiden **selten im Kot** nachweisbar (obwohl Bandwurminfektionen bei Pferden mit Weidehaltung häufig).

◆ **Eier von Habronema spp.**

G: klein (ca. 50 x 15 µm)
F: zylinderförmig
S: dünn, glatt, ununterbrochen
I: Larve
NM: Flotationsverfahren, Trichterauswanderfahren (beides unsicher)
Anm: im Kot sehr selten nachzuweisen !

◆ **Eier von Fasciola hepatica**

G: groß (ca. 130 µm lang)
F: eiförmig
S: dünn, glatt, Deckel am verjüngten Pol, goldgelb
I: körnig, das gesamte Ei ausfüllend (eine Eizelle und viele Dotterzellen)
NM: Sedimentationsverfahren
Anm: Eiausscheidung bei infizierten Pferden sehr gering!

♦ Oozysten von *Eimeria leuckarti*

G: mittelgroß (ca. 80 x 60 µm)
F: eiförmig
S: dick, rauh, am schmalen Pol unterbrochen (Mikropyle),
I: braun
NM: Sedimentationsverfahren (Flotationsverfahren: unsicher)
Dif: Parascaris-Eier
B: apathogen (?)

Lit.: BAUER, C., H.-J. BÜRGER (1986): Zur Biologie von Eimeria leuckarti (Flesch, 1883) der Equiden. Berl. Münch. tierärztl. Wschr. 97, 367-372

♦ Eier von *Oxyuris equi*

G: mittelgroß (ca. 90 x 40 µm)
F: eiförmig, leicht asymmetrisch
S: dick, glatt, an einem Pol unterbrochen (Polpfropf)
I: U-förmiger Embryo
NM: Analabklatsch; selten mit Flotationsverfahren
Anm: Nachweis von weißgrauen **"Eischnüren"** in Analgegend

♦ Erstlarve von *Dictyocaulus arnfieldi*

M: ohne Scheide; Kopf abgerundet, Hinterende stumpf mit Stachel; kaum sichtbarer Oesophagus; Mitteldarm granuliert (keine Darmzellen sichtbar !); ca. 400 µm lang
NM: Trichterauswanderverfahren
Dif: in verunreinigten Proben **Erdnematoden**, in älteren Kotproben 1./2. **Larven von Magen-Darm-Strongyliden** oder von **Strongyloides**: Oesophagus rhabditoid/oxyuroid und deutlich sichtbar, Mitteldarmzellen undeutlich
Anm: fast ausschließlich nur bei Esel und Zebra nachzuweisen; **patente Infektion bei Pferden äußerst selten!**

4.2. Parasitäre Gebilde im Blut

♦ Babesien

L: intraerythrozytär (siehe aber B. equi !)
NM: bei akuter Infektion: Blutausstrich (von Kapillarblut !); bei chronischer Infektion: **serologisch** (Antikörpernachweis)
Dif: Ehrlichien
B: pathogen
Anm: • Erregernachweis meist nur während der akuten (klinischen) Phase möglich; chronisch-latente Infektion nur serologisch erfaßbar.
 • sporadisch nachweisbar; **"importierte"** Infektion.

♦ *Babesia equi*
  M: Merozoiten rund-keulenförmig; bisweilen bilden 4 Stadien ein "Malteserkreuz; < 2 µm groß
  L: intraerythrozytär
  Anm: in Lymphoblastoidzellen (im Lymphknoten u. a.) Schizontenbildung; wahrscheinlich handelt es sich hierbei um eine Theilerienart.

♦ *Babesia caballi*
  M: Merozoiten meist birnenförmig und paarweise mit den Spitzen zusammenliegend einen spitzen Winkel bildend (Zwillingsform !); ca. 3 x 2 µm groß ("große Babe-sie")
  L: intraerythrozytär, zentral gelegen

  Lit.: FRIEDHOFF, K.T. (1982): Die Piroplasmen der Equiden – Bedeutung für den internationalen Pferdeverkehr. Berl. Münch. tierärztl. Wschr. 95, 368-374
  HERMANN, M., D. BAUMANN, G. WEILAND, B. VON SALIS (1987): Erstmalige Feststellung von equiner Babesiose als Bestandsproblem in der Schweiz. Pferdeheilkunde 3, 17-24

♦ *Ehrlichia equi (Rickettsien)*

  M: ca. 0,5 µm - 5 µm groß
  L: intrazellulär in neutrophilen Granulozyten
  NM: Blutausstrich
  B: pathogen

  Lit.: GERHARDS, H., F. OFFENEY, K.T. FRIEDHOFF (1987): Ehrlichia-Infektion beim Pferd. Pferdeheilkunde 3, 283-291

4.3. Parasitäre Gebilde in Haut- und Haarproben

4.3.1. Makroskopisch sichtbar

♦ *Haematopinus asini (Laus)*

  M: • **Imago**: dorsoventral abgeplatteter, dreigeteilter, flügelloser, gelblich-rostbrauner Körper, ca. 3 mm lang; 3 Beinpaare, kräftige Klauen mit Tibialdaumen; **Kopf schmaler als Thorax**, stechend-saugende Mundwerkzeuge, fünfgliedrige Antennen
  • **Nissen** an Haaren klebend
  L: im Fell
  Dif: morphologisch: Haarlinge, Hippobosca; klinisch: Räude
  B: Lästling, Blutsauger

◆ *Werneckiella equi (Haarling)*

M: Imago: dorsoventral abgeplatteter, dreigeteilter, flügelloser Körper, ca. 1,5 mm lang; 3 Beinpaare, Kralle ohne Tibialdaumen; **Kopf breiter als Thorax**, beißend-kauende Mundwerkzeuge, dreigliedrige Antennen; Nissen
L: im Fell
Dif: Läuse, Hippobosca
B: Lästling; Vektor für Virus der infektiösen Anämie (?)

◆ *Hippobosca equina (Pferdelausfliege)*

M: Imago: plump, ca. 8 mm lang; geflügelt; schwärzlich
L: meist an wenig behaarten Hautpartien (Schenkelinnenflächen)
Dif: Läuse, Haarlinge
B: Lästling (schmerzhafte Stiche); befällt auch Rind und Mensch

◆ *Eier von Gasterophilus spp.*

M: länglich, ca. 1 mm lang; hellgelblich; gedeckelt; die Erstlarve enthaltend
L: einzeln an Haare mit Deckel nach unten angeheftet (G. intestinalis: meist an Beinen, Flanke, Mähne; G. nasalis: meist im Halsbereich)
Anm: bei Weidetieren ab etwa August bis November an Haaren vorzufinden.

◆ *Kriebelmücken (Simulien)*

B: bei Massenbefall sehr pathogen (Simuliotoxikose)
Anm: siehe S. 108

◆ *Bremsen (Tabaniden)*

B: Lästlinge
Anm: siehe S. 110

◆ *Stall- und Weidefliegen*

B: Lästlinge; **Zwischenwirte** für Habronema spp. (Musca domestica und Stomoxys calcitrans) und Thelazia lacrimalis (Musca autumnalis)
Anm: siehe S. 110, 112

Lit.: LIEBISCH, A., G. BEDER (1986): Untersuchungen zum Befall und zur Bekämpfung von Fliegen und Bremsen (Diptera: Muscidae, Tabanidae) bei Pferden auf der Weide in Norddeutschland: Tierärztl. Umschau **41**, 270-277

♦ **Gnitzen (Culicoides spp.)**

M: Imago: plump, sehr klein (ca. 1 mm); dunkel gefärbt; Flügel gefleckt; stechend-saugende Mundwerkzeuge; lange Antennen (13 - 15 Glieder)
L: temporär am Tier
B: Lästlinge (Blutsauger); **Vektor für Onchocerca spp.**; Gnitzentoxine verursachen höchstwahrscheinlich "**Sommerekzem**".
Anm: ausschließlich Weidebefall.

Lit.: QUINN, P.J. (1985): Beobachtungen zur Entstehung des Sommerekzems. Pferdeheilkunde 1, 149-153

4.3.2. Mikroskopisch nachweisbar

♦ *Sarcoptes equi (Grabmilbe)*

M: rundlicher, ca. 200 - 500 μm großer, ungegliederter Körper; Prätarsen lang, ungegliedert
L: in den oberen Hautschichten (in Grabgängen)
NM: Kalilauge-Verfahren
Dif: andere Räudemilben (siehe S. 115, Abb. 3.5.)
B: pathogen; **anzeigepflichtige Tierseuche**; auch auf **Menschen** übertragbar
Anm: heute sehr selten.

♦ *Psoroptes spp. (Saugmilbe)*

M: ovaler, 500 - 800 μm langer, ungegliederter Körper; Prätarsen lang, dreigliedrig
L: auf der Haut
NM: Kalilauge-Verfahren
Dif: andere Räudemilben (siehe S. 115, Abb. 3.5.)
B: sehr pathogen; **anzeigepflichtige Tierseuche**
Anm: heute sehr selten.

♦ *Chorioptes bovis (Nagemilbe)*

M: ovaler, 300 - 600 μm langer, ungegliederter Körper; Prätarsen sehr kurz, ungegliedert
L: auf der Haut
NM: Kalilauge-Verfahren
Dif: andere Räudemilben (siehe S. 115, Abb. 3.5.)
B: pathogen (**Fußräude**)

♦ *Mikrofilarien von Onchocerca spp.*

M: je nach Art ca. 250 - 350 μm lange, ungescheidete Larven
L: in Unterhaut, vor allem des Unterbauches
NM: Skin-snip-Verfahren
B: gering pathogen
Anm: Adulte Stadien sitzen im Nackenband (O. cervicalis) oder in Beugesehnen (O. reticulata).

♦ *Habronema-Larven*

- L: in Wunden
- NM: histologisch
- B: pathogen ("schlecht heilende Sommerwunden")

4.4. Parasitäre Gebilde im Genitaltrakt

♦ *Trypanosoma equiperdum*

- M: spindelförmiger Flagellat (trypomastigote Form), ca. 25 µm lang; eine, das Vorderende überragende Zuggeißel mit undulierender Membran; zentraler Zellkern, Kinetoplast
- L: extrazellulär
- NM: Genitalsekretausstrich; **serologisch** (Antikörpernachweis)
- B: pathogen; **anzeigepflichtige Tierseuche** (*Beschälseuche*)
- Anm: in Deutschland z. Zt. getilgt; Gefahr importierter Infektionen.

4.5. Parasitäre Gebilde im Sektionsmaterial

4.5.1. Magen-Darm-Trakt

Magen:

♦ *Habronema spp.*

- M: Adulte: zwirnsfadenddick, weißlich, ca. 2 cm lang; zylindrische Mundhöhle; Männchen: Hinterende eingerollt ("Rollschwänze"), zwei ungleiche Spikula, keine Bursa; Weibchen: Vulva etwa in Körpermitte
- L: in/an Fundusschleimhaut
- B: Adulte gering pathogen, aber "verirrte" Larven (z. B. in Hautwunden, Gehirn) pathogen
- Anm: sehr häufig vorkommend.

Lit.: BAUER, C. (1987): Befall mit Magenparasiten bei Pferden in Norddeutschland. Dtsch. tierärztl. Wschr. <u>93</u>, 386-389

◆ *Trichostrongylus axei*

M: Adulte: haardünn, bräunlich, ca. 5 mm lang
L: an/auf Schleimhaut
B: gering pathogen
Anm: häufig bei gemeinsamer Haltung mit Wiederkäuern vorkommend.

Lit.: HERD, R.P. (1986): Serum pepsinogen concentrations of ponies naturally infected with Trichostrongylus axei. Equine Vet. J. 18, 490-491

◆ *Larven von Gasterophilus intestinalis*

M: rötlich-braun, walzenförmig, 1 - 2 cm lang; kopf- und beinlos; 12 Segmente mit Dornenreihen besetzt; am spitzen Vorderende ein kräftiges Hakenpaar, am Hinterende typisch geformte Stigmenplatten (oft durch Kutikularfalte verdeckt)
L: an Schleimhaut der Pars cardiaca (meist im Bereich des **Margo plicatus**)
B: gering pathogen
Anm: · **Imago**: gelblich-braun, geflügelt, bis 1,5 cm lang; Mundwerkzeuge rudimentär (aphag).
 · sehr häufig (im Magen: ca. Oktober bis Juni).

Dünndarm:

◆ *Anoplocephala perfoliata*

M: im Darm ca. 25 cm lang, außerhalb des Darmes kontrahiert auf ca. 5 cm, ca. 1 cm breit; Skolex ca. 3 mm groß, ohne Hakenkranz, vier Saugnäpfen, hinter jedem Saugnapf ein deutlich sichtbarer Lappen; gravide Proglottiden: breiter als lang, ein randständiger Genitalporus
L: an Schleimhaut (meist im Bereich der Ileozäkalklappe)
B: nur bei starkem Befall pathogen

Lit.: IMRIE, H., D.E. JACOBS (1987): Prevalence of horse tapeworm in north London and Hertfordshire. Vet. Rec. 120, 304

◆ *Strongyloides westeri*

M: Adulte: haardünn, sehr fragil, weiß, ca. 8 mm lang; strongyloider Oesophagus; **ausschließlich Weibchen** (Parthenogenese !), Vulva in hinterer Körperhälfte
L: in Schleimhaut unter Darmepithel
NM: Schleimhautgechabsel
B: gering pathogen
Anm: sehr häufig bei Fohlen vorkommend.

Lit.: SCHLICHTING, C.K., M. STOYE (1982): Vorkommen, Bedeutung und Bekämpfung von Infektionen mit Strongyloides westeri Ihle 1917 (Strongyloididae) bei Fohlen. Prakt. Tierarzt 63, 154-161

♦ Parascaris equorum

- M: Adulte: bis bleistiftdick, weiß, ca. 20 - 50 cm lang; 3 große Lippen
- L: im Lumen
- B: pathogen (durch Entwicklungsstadien während ihrer **Blut-Leber-Lungen-Wanderung**)
- Anm: sehr häufig bei Fohlen und Jährlingen vorkommend.

♦ Larven von Gasterophilus nasalis

- M: ähnlich der Larven von G. intestinalis
- L: an Schleimhaut des **Duodenums**

Dickdarm:

♦ "Große Strongyliden"
(*Strongylus vulgaris*, *Strongylus edentatus*, *Strongylus equinus*)

- M: Adulte: rötlich ("Blutwürmer"), stopfgarndick, je nach Spezies ca. 1 - 5 cm lang; Mundöffnung mit doppeltem Blätterkranz ("Palisadenwürmer") umgeben; große, kugelige Mundkapsel, an deren Grund 2 (S. vulgaris), 4 (S. equinus) oder keine (S. edentatus) **Zähne**; strongyloider Oesophagus; Männchen: gut entwickelte Bursa copulatrix, 2 lange, gleiche Spikula; Weibchen: Vulva im hinteren Körperdrittel
- Dif: "Kleine" Strongyliden, Oxyuris equi
- L: Adulte: an Schleimhaut
- B: pathogen (vor allem Entwicklungsstadien während ihrer **somatischen Wanderung**)
- Anm: S. vulgaris und S. edentatus häufig, S. equinus heute selten vorkommend.

♦ "Kleine Strongyliden"
(*Triodontophorus spp.*, *Cyathostomum spp.*, *Cylicocyclus spp.*, *Cylicostephanus spp.*)

- M: Adulte: weiß-rötlich, zwirnsfadendick, je nach Spezies 0,5 - 2 cm lang; Mundöffnung mit doppeltem Blätterkranz umgeben; rechteckige Mundkapsel (weitere Angaben siehe "Große" Strongyliden)
- Dif: "Große" Strongyliden, Oxyuris equi
- L: Adulte an/auf Schleimhaut; Jugendstadien als histotrope Stadien in (Sub)Mukosa
- B: Adulte: gering pathogen; Entwicklungsstadien in Schleimhaut bei starkem Befall pathogen!
- Anm: Klinische Verlaufsform der Cyathostominose meist im Frühjahr bei Jungtieren auftretend.

- Lit.: OGBOURNE, C.P. (1978): Pathogenesis of cyathostome (Trichonema) infections of the horse. A review. Commonwealth Inst. Parasitol., Misc. Publ. No. 5

♦ *Oxyuris equi* ("Pfriemenschwanz")

M: Adulte: weiß, lang, pfriemenartig ausgezogenes Schwanzende; Vorderende mit drei Lippen; oxyuroider Oesophagus; Männchen: < 2 cm lang, Kaudalflügel, ein Spikulum, keine Bursa; Weibchen: ca. 5 - 15 cm lang, Vulva im vorderen Körperdrittel
Dif: "Große" und "Kleine" Strongyliden
L: im Lumen; Jugendstadien an Schleimhaut
B: Pathogenität ?

Leber:

♦ *Fasciola hepatica*

M: Adulte: blattförmig, schmutziggrau-bräunlich, ca. 2 - 3 cm lang, bis 1 cm breit (weitere Angaben siehe S. 126)
B: beim Pferd gering pathogen
Anm: gebietsweise (z. B. Elbmarsch) gehäuft bei Pferden in gemeinsamer Weidehaltung mit Wiederkäuern.

Lit.: FISCHER, K., M. STOYE (1983): Vorkommen, Bedeutung und Bekämpfung von Infektionen mit Fasciola hepatica Linné 1758 bei Pferden. Fortschritte Veterinärmed., Heft 37, 268-279

♦ *Echinococcus hydatidosus* (syn. *E. cysticus*)

M: bis ca. kindskopfgroße, gelbliche, flüssigkeitsgefüllte Blasen
L: im Leberparenchym (auch in **Lunge**)
NM: makroskopisch (Sektion, Fleischbeschau)
B: nur sehr selten für ZW pathogen; Infektionsstadium für EW
Anm: •**fleischbeschaurechtlich** zu maßregeln!
 • sporadisch (meist **importiert** aus Großbritannien, Irland).
 • Finne von Echinococcus granulosus (EW: **Hund**)

Lit.: HERMANN, M., J. ECKERT, B. HOWALD, E. STRICKLER, B. GOTTSTEIN (1988): Klinisch manifeste Echinokokkose bei einem Pferd. Pferdeheilkunde 4, 263-268

Bauchhöhle:

♦ *Setaria equina*

M: weiß, zwirnsfadendick, 5 - 10 cm lang
L: in Bauchhöhle
B: gering pathogen
Anm: Nachweis der Mikrofilarien im Blut (Knott-Technik).

Lit.: BUCHWALDER, R., R. SCHUSTER (1989): Funde von Setaria equina bei Pferden. Angw. Parasitol. 30, 127-130

♦ Larven von Strongylus edentatus

M: weiß-gelb, stopfgarndick, ca. 1 - 4 cm lang
L: in Bauchhöhle, im retroperitonealem Fettgewebe

Atmungstrakt:

Beim Esel:
♦ Dictyocaulus arnfieldi

    M: Adulte: weiß, zwirnsfadendick, ca. 5 cm lang
    L: im Lumen von Bronchien, Trachea
    B: beim Esel gering pathogen; beim Pferd pathogen
    Anm: · Bei Pferden auftretend, die gemeinsam mit Eseln gehalten werden.
        · Befallene Pferde scheiden nur selten, Esel stets Eier/Larven mit dem Kot aus.
    Lit.: GOTHE, R. (1983): Zur Dictyocaulus arnfieldi-Infektion der Equiden. Berl. Münch. tierärztl. Wschr. 96, 364-368

Muskulatur:

♦ Zysten von Sarcocystis spp. (Sarkosporidien)

    M: bis 1 mm große Zysten; dicke Zystenwand; **gekammert**; mehrere tausend bananenförmige, ca. 15 µm lange **Zystozoiten** enthaltend
    L: intrazellulär
    NM: mikroskopisch (siehe S. 133, Tab. 3.5.)
    B: Pathogenität umstritten
    Anm: EW: Hund

    Lit.: FRANSEN, J.L.A., A.-D.A.Y. DEGRYSE, K.A.C. VAN MOL, L.A.A. OOMS (1987): Sarcocystis und chronische Myopathien bei Pferden. Berl. Münch. tierärztl. Wschr. 100, 229-232

♦ Trichinella spiralis

    M: **Muskellarve**: in bindegewebiger Kapsel ca. 1 mm lang, aufgerollt; trichuroider Oesophagus
    L: intrazellulär in quergestreifter Muskulatur
    NM: Verdauungsverfahren, Muskelquetschprobe
    B: apathogen für Pferde; **hochinfektiös für Menschen**
    Anm: Pferd in europäischen Ländern in den letzten Jahren mehrfach Quelle für Trichinenepedemien.
    Lit.: GRETILLAT, S. (1985): Quelques remarques concernant l'infestation de cheval par Trichinella spiralis dans les conditions d'engraissement pour la boucherie. Bull. Soc. Vét. Prat. France 69, 653-658

Blutgefäße:

♦ *Larven von Strongylus vulgaris*

    M: rötlich, je nach Entwicklungsstadium ca. 1 - 15 mm lang
    L: unter dem Endothel der Gekrösarterien
    B: ("thrombotisch-embolische Kolik", Entarteriitis verminosa, Aneurysmen)

    Lit.: BURKHARDT, E. (1983): Zur Pathologie des Strongylus (Delafondia) vulgaris-Befalls beim Pferd - eine Übersicht.Berl. Münch. tierärztl. Wschr. 96, 37-43
          OGBOURNE, C.P., J.L. DUNCAN (1985): Strongylus vulgaris in the horse: its biology and veterinary importance. Commonwealth Inst. Parasitol., Misc. Publ. No. 4, 2. Aufl.

Augen:

♦ *Thelazia lacrimalis*

    M: Adulte: ca. 1,5 cm lang (weitere Angaben siehe S. 134)
    L: im Konjunktivalsack
    B: gering pathogen

    Lit.: ARBUCKLE, J.B.R., L.F. KHALIL (1978): Thelazia lacrimalis in the eyelids of British horses. Vet. Rec. 103, 158-159

Gehirn, Niere, Kiefer:

♦ *Micronema deletrix*

    M: Adulte Weibchen ca. 400 µm lang, rhabditoider Oesophagus; neben Adulten im Gewebe auch gleichzeitig Eier und Larvenstadien vorkommend
    L: in Granulomen verschiedener Gewebe
    B: pathogen!

    Lit.: LIEBLER, E.M., H. GERHARDS, M. DENKHAUS, J. POHLENZ (1988): Micronema deletrix als Ursache einer granulomatösen Nephritis bei einem Pferd. Dtsch. tierärztl. Wschr. 96, 223-225

5. PARASITEN DER FLEISCHFRESSER

5.1. Parasitäre Gebilde im Kot

5.1.1. Makroskopisch sichtbar

♦ Proglottiden von *Taenia spp.*

  M: <u>gravid</u>: dorsoventral abgeplattet, rechteckig, länger als breit; ca. 1 - 2 cm lang, 0,5 - 1 cm breit; Uterus mit Medianstamm und m. o. w. zahlreichen Seitenästen ("**tannenbaumartig**"); **randständig ein** Genitalporus
  NM: makroskopisch
  Dif: Proglottiden anderer Zestoden (siehe Tab. 5.1.)

♦ Proglottiden von *Dipylidium spp.*

  M: <u>gravid</u>: dorsoventral abgeplattet, gurkenkernförmig, länger als breit; ca. 1 cm lang, 2 mm breit; Uterus in **Eipakete** aufgeteilt; **randständig zwei** Genitalpori
  NM: makroskopisch
  Dif: Proglottiden anderer Zestoden (siehe Tab. 5.1.)

Beim <u>Hund</u>:
♦ Proglottiden von *Echinococcus granulosus*

  M: <u>gravid</u>: länger als breit; ca. 2 - 3 **mm** lang (!), < 1 mm breit; Uterus als Medianstamm **mit** seitlichen Ausbuchtungen; randständig ein Genitalporus in oder hinter der Gliedmitte
  NM: makroskopisch/mikroskopisch
  Dif: Proglottiden anderer Zestoden (siehe Tab. 5.1.), Fliegenlarven (Darmpassanten)
  B: **Eier infektiös für Menschen** ! (Zoonose)
  Anm: in Deutschland bei etwa 1 % der Hunde vorkommend !

Bei <u>Fuchs</u> und <u>Katze</u>:
♦ Proglottiden von *Echinococcus multilocularis*

  M: <u>gravid</u>: länger als breit; ca. 1 - 2 **mm** lang (!), < 1 mm breit; Uterus sackförmig **ohne** seitliche Ausbuchtungen; randständig ein Genitalporus vor der Gliedmitte
  NM: makroskopisch/mikroskopisch
  Dif: Proglottiden anderer Zestoden (siehe Tab. 5.1.)
  B: **infektiös für Menschen** ! (Zoonose)
  Anm: · beim Fuchs in Baden-Württemberg, Bayern, Hessen, Rheinland-Pfalz häufig, in anderen Bundesländern (noch) sporadisch vorkommend.
       · bei Katzen selten.

  Lit.: SCHOTT, E., B. MÜLLER (1989): Zum Vorkommen von Echinococcus multilocularis beim Rotfuchs im Regierungsbezirk Tübingen. Tierärztl. Umschau <u>44</u>, 367-370

Tabelle 5.1.

Schlüssel zur Bestimmung
gravider Proglottiden aus Fleischfresserkot
(nach MEHLHORN et al., 1986)

---

(1) a) Proglottide maximal 4-6 mm x 1 mm groß... (2)
    b) Proglottide deutlich größer.............. (3)

(2) a) Uterus mit seitlichen Ausbuchtungen;
       Genitalporus etwa in Proglottidenmitte... **Echinococcus granulosus**
    b) Uterus ohne seitliche Ausbuchtungen,
       sackförmig; Genitalporus vor
       Proglottidenmitte...................... **Echinococcus multilocularis**

(3) a) Proglottide breiter als lang; Genitalporus
       flächenständig; Uterusrosette........... **Diphyllobothrium spp.**
    b) Proglottide länger als breit; keine
       Uterusrosette.......................... (4)

(4) a) Genitalporus flächenständig; unverzweigter
       Uterus; Paruterinorgen................. **Mesocestoides spp.**
    b) Genitalporus/pori randständig........... (5)

(5) a) Proglottide gurkenkernförmig; zwei rand-
       ständige, gegenüber liegende Genitalpori;
       Uterus in Eikapseln aufgelöst............ **Dipylidium spp.**
    b) Proglottide rechteckig; ein randständiger
       Genitalporus; Uterus mit Medianstamm
       und zahlreichen Seitenästen............. **Taenia spp.,**
                                                               Hydatigera taeniaeformis

---

♦ Proglottiden von Mesocestoides spp.

  M: **gravid**: länger als breit; ca. 7 mm lang, 2 mm breit; median gewundener, unverzweigter Uterus, kaudal **Paruterinorgan**, angefüllt mit Eiern; ein **medianer** Genitalporus
  NM: makroskopisch
  Dif: Proglottiden anderer Zestoden (siehe Tab. 5.1.)

♦ *(Prä)adulte von Spulwürmern*

  M: wollfadendick, weißlich-gelblich; 5 - 15 cm lang
  Anm: · spontan oder nach anthelminthischen Behandlungen abgehend.
        · Spulwürmer werden bisweilen auch **erbrochen**.

5.1.2. Mikroskopisch nachweisbar

♦ *Eier von Toxocara spp.*

  G: mittelgroß (⌀ ca. 75 µm)
  F: rundlich
  S: dick, **rauh** ("golfballähnliche Oberfläche"), ununterbrochen, bräunlich
  I: eine gekörnte Zygote, das Ei fast voll ausfüllend
  NM: Flotationsverfahren, MIFC
  Dif: Toxascaris-Eier, Cystoisospora-Oozysten, Luftblasen
  B: Eier mit Infektionslarven (nach ca. 2 - 3 Wochen gebildet) **infektiös für Menschen** (Larva migrans visceralis) (Zoonose)
  Anm: Die äußere, rauhe Schale kann (artifiziell bedingt) fehlen, so daß Schale glatt erscheint.

  Lit.: HORN, K., T. SCHNIEDER, M. STOYE (1990): Kontamination öffentlicher Kinderspielplätze Hannovers mit Helmintheneiern. Dtsch. tierärztl. Wschr. <u>97</u>, 122-125

Beim <u>Hund</u>:
♦ *Eier von Toxascaris leonina*

  G: mittelgroß (⌀ ca. 75 µm)
  F: rundlich
  S: dick, **glatt**, ununterbrochen, bräunlich
  I: eine Zygote, das Ei nicht voll ausfüllend
  NM: Flotationsverfahren, MIFC
  Dif: Toxocara-Eier, Cystoisospora-Oozysten, Luftblasen
  Anm: bei der Hauskatze außerordentlich (!) selten, bei Zoofeliden häufig nachweisbar.

Beim <u>Hund</u>:
♦ *Eier von Trichuris vulpis*

  G: mittelgroß (Längsdurchmesser ca. 75 µm)
  F: zitronenförmig, gebauchte Längsseiten
  S: dick, glatt, unterbrochen durch zwei hervorgewölbte, glasige Polpfröpfe, gelblich-bräunlich
  I: körnig (keine Blastomeren)
  NM: Flotationsverfahren (mit Zinksalzlösungen !), MIFC
  Dif: Capillaria-Eier

◆ Eier von Ankylostomen

G: mittelgroß (Längsdurchmesser 60 - 80 μm)
F: längsoval-elliptisch
S: dünn, glatt, ununterbrochen, farblos-grau
I: Furchungskugeln (im Frischkot: < 8)
NM: Flotationsverfahren, MIFC
B: Vorsicht bei Kotkulturen: Drittlarven sind **infektiös für Menschen** (Larva migrans cutanea) (Zoonose)
Anm: • In Nordeuropa stammen die typischen Hakenwurmeier beim Hund fast ausschließlich von Uncinaria stenocephala (**nicht** von Ancylostoma caninum), bei der Katze stets von Ancylostoma tubaeforme.
• In **älteren** Kotproben sind Eier bereits embryoniert.

◆ Eier von Capillaria spp.

G: mittelgroß (Längsdurchmesser ca. 60 μm)
F: zitronenförmig, fast parallel verlaufende Längsseiten
S: dick, rauh (oberflächlich strukturiert), unterbrochen durch zwei glasige Polpfröpfe, bräunlich
I: körnig
NM: Flotationsverfahren, MIFC
Dif: Trichuris-Eier
Anm: Eier von Capillaria plica sind im Urin nachweisbar.

◆ Eier von Taeniiden

G: klein (ø ca. 35 μm)
F: rundlich
S: dick, glatt, ununterbrochen, bräunlich-rot, radiär gestreift
I: Onkosphäre mit drei Hakenpaaren
NM: Flotationsverfahren (mit Zinksalzlösungen !), MIFC
Anm: • "Taeniideneier" werden von allen Zestoden der Gattungen Taenia, Hydatigera und Echinococcus (!) gebildet.
• Echinococcuseier können nicht von Eiern anderer Taeniiden unterschieden werden !!

◆ Eipakete von Dipylidium spp.

M: längsoval, ca. 200 x 120 μm groß; etwa 10 - 30 Eier (ø ca. 40 μm, rundlich, mit Onkosphäre) zusammenklebend
NM: Flotationsverfahren, MIFC

◆ Oozysten von Cystoisospora spp.

G: klein (Längsdurchmesser je nach Spezies ca. 20 - 45 μm)
F: je nach Spezies rund oder eiförmig
S: dünn, glatt, ununterbrochen, farblos
I: eine Kugel (Sporont)
NM: Flotationsverfahren, MIFC
Dif: Oozysten/Sporozysten anderer Kokzidien, Toxocara- und Toxascaris-Eier, Luftblasen
B: nur bei starker Infektion pathogen)
Anm: Oozysten in **älteren** Kotproben bereits sporuliert.

Bei <u>Katzen</u> (und anderen <u>Feliden</u>):
♦ *Oozysten von Toxoplasma gondii*

G: sehr klein (ø ca. 12 µm)
F: rundlich
S: dünn, glatt, ununterbrochen, farblos
I: eine Kugel (Sporont)
NM: Flotationsverfahren, MIFC
Dif: Oozysten/Sporozysten anderer Kokzidien
B: für Katzen gering pathogen; sporulierte Toxoplasma-Oozysten **infektiös für Menschen** ! (Cave: Erstinfektion bei Schwangeren !) (Zoonose)
Anm: Oozysten in **älteren** Kotproben bereits sporuliert

Lit.: GOTHE, R., D. BARUTZKI (1986): Kokzidieninfektionen der Katze, Diagnosestellung und Bewertungen. Kleintierpraxis <u>31</u>, 13-20

Beim <u>Hund</u>:
♦ *Oozysten von Hammondia heydorni*

G: sehr klein (ø ca. 12 µm)
F: rundlich
S: dünn, glatt, ununterbrochen, farblos
I: eine Kugel (Sporont)
NM: Flotationsverfahren, MIFC
Dif: Oozysten/Sporozysten anderer Kokzidien
B: apathogen
Anm: Auch bei der **Katze** gibt es eine - in Mitteleuropa außerordentlich seltene - Hammondia-Art (H. hammondi), deren Oozysten morphologisch nicht von T. gondii-Oozysten unterscheidbar sind.

♦ *Sporozysten von Sarcocystis spp.*

G: sehr klein (Längsdurchmesser ca. 15 µm)
F: oval
S: dünn, glatt, ununterbrochen, farblos
I: vier bananenförmige Sporozoiten und granulierter Sporozystenrestkörper
NM: Flotationsverfahren (mit Zinksalzlösungen !), MIFC
Dif: Oozysten anderer Kokzidien
B: apathogen für EW; Infektionsstadium für ZW; Arten des Hundes pathogen für ZW
Anm: • intakte Oozysten (zwei von einer dünnen, eng eingezogen anliegenden Oozystenhülle umgebene Sporozysten) sehr selten im Kot nachzuweisen.

Beim <u>Hund</u>:
♦ S. cruzi (syn. S. bovicanis; ZW: Rind)
♦ S. tenella (syn. S. ovicanis; ZW: Schaf)
♦ S. capracanis (ZW: Ziege)
♦ S. miescheriana (syn. S. suicanis; ZW: Schwein)
♦ S. equicanis (ZW: Pferd)

Bei <u>Katzen</u>:
♦ S. hirsuta (syn S. bovifelis; ZW: Rind)
♦ S. gigantea (syn. S. ovifelis; ZW: Schaf)

♦ Zysten von Giardia spp.

G: sehr klein (Längsdurchmesser ca. 15 µm)
F: oval
S: dünn, glatt
I: 4 Kerne, Geißelknäuel
NM: Flotationsverfahren mit Zinksalzlösungen (!), MIFC
Dif: Oozysten/Sporozysten von Kokzidien
B: fakultativ pathogen; **infektiös für Menschen** (Zoonose)
Anm: • bei Anreicherung mit Zinksalzlösungen halbmondförmige Verformung des Zysteninhalts.
• Trophozoit: birnenförmig, ca. 15 µm lang, 4 Geißelpaare, 2 elliptische Kerne, 2 gebogene Parabasalkörper; im frischen, körperwarm untersuchten oder MF-fixierten Durchfallkot nachweisbar.

♦ Kryptosporidien

G: sehr klein (⌀ 5 µm)
F: rund
S: dünn, glatt
I: opak (4 lichtmikroskopisch nicht erkennbare Sporozoiten)
NM: Karbolfuchsin-Färbung
Dif: Pilzsporen (weiße, nicht leuchtende Punkte im Karbolfuchsin-Ausstrich)
B: Pathogenität bei Fleischfressern ?; **infektiös für Menschen** ! (Zoonose)

Lit.: AUGUSTIN-BICHL, G., J. BOCH, G. HENKEL (1984): Kryptosporidien-Infektionen bei Hund und Katze. Berl. Münch. tierärztl. Wschr. 97, 179-181

Bei Katzen:
♦ Erstlarven von Aelurostrongylus abstrusus

M: ohne Scheide; Kopf rund, Hinterende gewellt; kaum sichtbarer Oesophagus, Mitteldarmzellen nicht sichtbar; knapp 400 µm lang
NM: Trichterauswanderverfahren
B: pathogen
Anm: Larven werden unregelmäßig ausgeschieden.

♦ "Pseudoparasiten" (Darmpassanten)

• Oral aufgenommene Milben, Milbeneier, Fliegenlarven; parasitäre Gebilde von Beutetieren (z. B. Mäusen) ect.
• differentialdiagnostisch von parasitären Gebilden der Fleischfresser abzugrenzen (z. B. Echinokokkenglieder - Fliegenlarven!)

Lit.: REITER, I., C. CENTURIER, R. GOTHE (1986): Arthropoden als koproskopischer Befund bei Hund und Katze. Tierärztl. Prax. 14, 101-110

5.2. Parasitäre Gebilde im Blut

Beim Hund:
♦ *Babesia canis*

M: Merozoiten ca. 3 - 4 µm groß (große Babesie); amöboide Form oder Birnenform (Zwillingsformen mit den Spitzen zusammenliegend, einen spitzen oder stumpfen Winkel bildend); bis zu 16 Merozoiten im Erythrozyten
L: intraerythrozytär zentral gelegen
NM: in akuter Phase: Blutausstrich, Dicker Tropfen (von Kapillarblut!); in chronischer Phase: **serologisch** (Antikörpernachweis)
Dif: Rickettsien
B: pathogen
Anm: • **importiert** u. a. aus Südeuropa (**Vorbericht!**); wichtigster Vektor dann Rhipicephalus sanguineus
• Infektion nach neueren Untersuchungen **endemisch** in einigen Gebieten Deutschlands (z. B. Raum Offenburg); hier wahrscheinlich Dermacentor reticulatus als Vektor

Lit.: GOTHE, R., A. KRAISS, W. KRAFT (1986): Eine importierte Krankheit: Babesia canis- und Babesia gibsoni-Infektion des Hundes. Kleintierpraxis 32, 97-110
GOTHE, R., S. WEGERDT, R. WALDEN, A. WALDEN (1989): Zur Epidemiologie von Babesia canis- und Babesia gibsoni-Infektionen bei Hunden in Deutschland. Kleintierpraxis 34, 309-320

Beim Hund:
♦ *Mikrofilarien von Dirofilaria immitis*

M: ungescheidet; gut 300 µm lang; gerader Schwanz
NM: KNOTT-Technik, Blutausstrich, Dicker Tropfen; serologisch Antikörpernachweis, Antigennachweis)
Dif: Mikrofilarien anderer (apathogener, in der Subkutis lebender) Filarien (z. B. Dipetalonema reconditum)
Anm: • **importiert** aus den USA, Südeuropa (**Vorbericht**).
• Infektionen verlaufen häufig mit Amikrofilarämie.

Lit.: Special Symposium: Heartworm disease in dogs. Vet. Med. 82 (1987), 228-270
KNIGHT, D.H. (1987): Heartworm infection. Vet. Clin. North Amer. Small Anim. Pract. 17, 1463-1518

♦ Rickettsien

Beim Hund:
♦ *Ehrlichia spp.*
B: pathogen
NM: serologisch (Antikörpernachweis); Direktnachweis im Blutausstrich nur sehr selten erfolgreich

Lit.: WINKLER, G., P. ARNOLD, P. DEPLAZES, O. GLARDON, H. LUTZ (1988): Klinische und serologische Diagnose von Ehrlichiose bei Hunden in der Schweiz. Schweiz. Arch. Tierheilk. 130, 357-367

Bei Katzen:
* *Haemobartonella felis*
  - M: meist < 0,5 μm; oft in Ketten (streptokokkenartig)
  - L: "intraerythrozytär"
  - NM: Blutausstrich
  - Dif: Jolly-Körper
  - B: pathogen
  - Lit.: BOBADE, P.A., A.S. NASH, P. ROGERSON (1988): Feline haemobartonellosis: Clinical, haematological and pathological studies in natural infections and the relationship to infection with feline leukaemia virus. Vet. Rec. 122, 32-36

5.3. Parasitäre Gebilde in Haut- und Haarproben

5.3.1. Makroskopisch sichtbar

Beim Hund:
* *Linognathus setosus (Laus)*
  - M: · Imago: dorsoventral abgeplatteter, dreigeteilter, flügelloser Körper; ca. 2 mm lang; 3 Beinpaare, kräftige Klauen mit Tibialdaumen; **Kopf schmaler als Thorax**; stechendsaugende Mundwerkzeuge, fünfgliedrige Antennen
    · Nissen an Haaren klebend
  - L: im Fell
  - NM: Fell auskämmen
  - Dif: Haarlinge (siehe S. 107, Abb. 3.3.)
  - B: Lästlinge, Blutsauger

* *Haarlinge*
  - M: · Imago: dorsoventral abgeplatteter, dreigeteilter, flügelloser Körper; 3 Beinpaare, Kralle ohne Tibialdaumen; **Kopf breiter als Thorax**; beißend-kauende Mundwerkzeuge, dreigliedrige Antennen
    · Nissen an Haaren klebend
  - L: im Fell
  - NM: Fell auskämmen
  - Dif: Läuse (siehe S. 107, Abb. 3.3.)
  - B: Lästlinge, ZW für *Dipylidium* spp.

Beim Hund:
* *Trichodectes canis*
  - M: ca. 1,5 mm lang

Bei Katzen:
* *Felicola subrostratus*
  - M: gut 1 mm lang; Vorderkopf dreieckig

♦ **Flöhe**

M: • **Imago**: seitlich abgeplattet, flügellos; 3 Beinpaare, Beine des 3. Paares als kräftige Sprungbeine ausgebildet; kurze Fühler, stechend-saugende Mundwerkzeuge, Augen; Stachelkämme (Ctenidien) am Kopf (Genalctenidien) und/oder Nacken (Pronotalctenidien)
• **Ei**: weißlich-gelb (oft neben schwarzbraunem Flohkot), oval, ca. 0,5 mm lang
• **Larve**: madenförmig, beinlos, weißlich, behaart, ca. 5 mm lang; Kopfkapsel mit beißenden Mundwerkzeugen

L: Imago im Fell; Ei, Larve, Puppe im "Nest" (nicht parasitisch lebend !)

B: Lästling, Blutsauger, ZW für Dipylidium spp.; Tierflöhe **befallen auch Menschen**.

Anm: Flöhe sind **nicht wirtsspezifisch** !

Wichtige Floharten (siehe Tab. 5.2., Abb. 5.1.):
♦ Ctenocephalides spp.
  (C. felis = "Katzenfloh"; C. canis = "Hundefloh")
♦ Archaeopsylla erinacei ("Igelfloh")
♦ Ceratophyllus spp. ("Vogelflöhe")
  (C. gallinae = "Hühnerfloh"; C. columbae = "Taubenfloh")
♦ Nosopsyllus fasciatus ("Europäischer Rattenfloh")
♦ Pulex irritans ("Menschenfloh")

Lit.: HAUSSCHILD, S., E. SCHEIN (1988): Die Bekämpfung des Flohbefalls bei der Katze: Beurteilung der Behandlung mit Tiguvon 10. Wien. tierärztl. Mschr. 75, 489-493

♦ *Schildzecken* (siehe S. 39, Tab. 3.1., Abb. 1.17.)

♦ *Ixodes ricinus* ("Holzbock")
♦ *Rhipicephalus sanguineus* (Braune Hundezecke)
  B: Vektor für **Babesia canis**, Ehrlichien
  Anm: **importiert** aus Südeuropa; in Mitteleuropa in gut geheizten Häusern endemisch geworden.
♦ *Dermacentor reticulatus*
  B: wahrscheinlicher Vektor für Babesia canis in Deutschland.

♦ *Larven von Neotrombicula autumnalis (Herbstgrasmilbe)*

M: **Larve**: gelblich-rötlich, oval, ca. 200 - 400 µm groß; 3 Beinpaare
L: auf der Haut
NM: makroskopisch/mikroskopisch
B: pathogen; **auch Mensch wird befallen**.
Anm: • Nur **Larven**, nicht aber Nymphen oder Adulte, leben parasitisch!
• im Spätsommer/Herbst relativ häufig vorkommend (Name!).
• befällt auch Menschen.

Lit.: PROSL, H., A. RABITSCH, J. BRABENETZ (1985): Zur Bedeutung der Herbstgrasmilbe - Neotrombicula autumnalis (Shaw 1790) - in der Veterinärmedizin: Nervale Symptome bei Hunden nach massiver Infestation. Tierärztl. Prax. 13, 57-64

Tabelle 5.2.

Schlüssel zur Bestimmung
häufig in Mitteleuropa vorkommender *Flöhe*

---

(1) a) ohne Stachelkämme.............. **Pulex irritans** (Menschenfloh) (A)
    b) Stachelkämme an Kopf[1)]
       und/oder am Nacken[2)]....... (2)

(2) a) ein Stachelkamm nur am Nacken.. (3)
    b) zwei Stachelkämme (an Kopf und
       Nacken)....................... (4)

(3) a) Stachelkamm am Nacken
       mit 20 Stacheln............... **Nosophyllus fasciatus** (B)
                                      (Europäischer Rattenfloh)
    b) Stachelkamm am Nacken
       mit > 22 Stacheln............. **Ceratophyllus spp.** (C)
                                      (Vogelflöhe)

(4) a) Stachelkämme an Kopf und Nacken
       mit je 2 Stacheln............. **Archaeopsylla erinacei** (D)
                                      (Igelfloh)
    b) Stachelkämme an Kopf und Nacken
       mit > 2 Stacheln.............. (5)

(5) a) Stachelkamm am Kopf horizontal,
       mit 7-8 Stacheln.............. **Ctenocephalides felis,**
                                      Ctenocephalides canis (E)
                                      (Katzen- bzw. Hundefloh)
    b) Stachelkamm am Kopf vertikal,
       mit 4-5 Stacheln.............. (6)

(6) a) Stachelkamm am Kopf mit 4, am
       Nacken mit ca. 20 Stacheln.... **Leptopsylla segni** (F)
                                      (Hausmausfloh)
    b) Stachelkamm am Kopf mit 4-6, am
       Nacken mit ca. 14 Stacheln.... **Spilopsyllus cuniculi** (G)
                                      (Kaninchenfloh)

[1)] Stachelkamm am Kopf   = Genalctenidien
[2)] Stachelkamm am Nacken = Pronotalctenidien

Abb. 5.1.
Morphologische
Merkmale zur
Differenzierung
von Flöhen
(zu Tab. 5.2.)

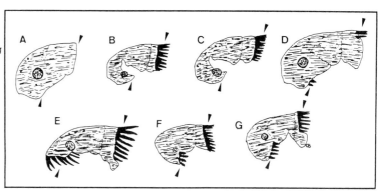

5.3.2. Mikroskopisch nachweisbar

Beim <u>Hund</u>:
* *Demodex canis (Haarbalgmilbe)*

    M: Adulte: zigarrenförmiger, ungegliederter Körper, ca. 200 - 300 µm lang; in der vorderen Körperhälfte 4 Paar stummelförmiger Beine; keine Stigmen
    L: in Haarbälgen
    NM: Kalilauge-Verfahren, Äther-Verfahren
    B: fakultativ pathogen (lokalisiert/generalisiert)

    Lit.: GOTHE, R. (1989): Die Demodikose des Hundes - eine Faktorenkrankheit? Berl. Münch. tierärztl. Wschr. <u>102</u>, 293-297

Beim <u>Hund</u>:
* *Sarcoptes canis (Grabmilbe)*

    M: rundlicher, ca. 200 - 300 µm großer, ungegliederter Körper; Prätarsen lang, ungegliedert
    L: in den oberen Hautschichten (in Grabgängen) des **gesamten** Körpers
    NM: Kalilauge-Verfahren
    Dif: andere Räudemilben
    B: pathogen; **auf Menschen übertragbar** (Zoonose)

    Lit.: KRAISS, A., W. KRAFT. R. GOTHE (1987): Die Sarcoptes-Räude des Hundes: Erregerbiologie, Epidemiologie, Pathogenese, Klinik, Diagnose und Behandlung. Tierärztl. Prax. <u>15</u>, 311-317

Bei <u>Katzen</u>:
* *Notoedres cati*

    M: rundlicher, ca. 200 - 300 µm großer, ungegliederter Körper; 4 Beinpaare; **Prätarsen mittellang, ungegliedert** (ähnlich Sarcoptes-Milben)
    L: in den oberen Hautschichten (in Grabgängen) des **Kopfes**
    NM: Kalilauge-Verfahren
    Dif: andere Räudemilben
    B: pathogen (**Kopfräude**)

* *Otodectes cynotis*

    M: oval, ca. 300 - 500 µm langer, ungegliederter Körper; 4, den Körper weit überragende Beinpaare; **Prätarsen kurz, ungegliedert**
    L: auf der Haut der äußeren Gehörgänge
    NM: makroskopisch (Ohrspiegelung), Kalilauge-Verfahren
    Dif: andere Räudemilben
    B: pathogen (**Ohrräude**)

◆ Cheyletiella spp. (Raubmilben)

M: sechseckiger, ca. 400 µm langer, ungegliederter Körper; 4 Beinpaare; **kräftige Maxillarpalpen** mit großen Klauen
L: auf der Haut
NM: "Klebestreifen-Methode": von verdächtiger Fellstelle mit z. B. Tesafilm^R Haarprobe entnehmen und auf Objektträger kleben
Dif: andere Räudemilben
B: pathogen; **auch Mensch wird befallen.**

5.4. Parasitäre Gebilde in Gewebsproben

Beim <u>Hund</u>:
◆ Leishmania donovani

M: rund, 2 - 4 µm groß; großer Kern, kleiner Kinetoplast (**amastigote Form**)
L: intrazellulär (teilweise - artifiziell bedingt - extrazellulär) in Zellen des retikuloendothelialen Systems
NM: Organtupfpräparat (aus Milz, Knochenark, Lymphknoten; Hautveränderungen); **serologisch**
B: pathogen; Zoonose
Anm: **importiert** aus Südeuropa (**Vorbericht**).

Lit.: REUSCH, C., I. REITER (1987): Die importierte Hundeleishmaniose: Erfahrungen zu Klinik, Diagnostik und Therapie mit Na-Stibogluconat (Pentostam^R). Tierärztl. Prax. <u>15</u>, 305-310

5.5. Parasitäre Gebilde im Sektionsmaterial

5.5.1. Magen-Darm-Trakt

<u>Magen</u>:

Bei <u>Katzen</u>:
◆ Ollulanus tricuspis

M: Adulte: klein (maximal 1 mm lang)
L: in/auf Schleimhaut
NM: mikroskopisch im Schleimhautgeschabsel
B: mäßig pathogen (chronische Gastritis)
Anm: Alle Entwicklungsstadien leben parasitisch im Magen.

Lit.: HASSLINGER, M.-A. (1985): Der Magenwurm der Katze, Ollulanus tricuspis (Leuckart, 1865) - zum gegenwärtigen Stand der Kenntnis. Tierärztl. Prax. <u>13</u>, 205-215

Dünndarm:

♦ Spulwürmer

M: Adulte: wollfadendick, weißlich-gelblich; ca. 5 - 15 cm lang; deutliche Zervikalflügel; Mundöffnung mit 3 Lippen
L: im Lumen
B: pathogen

Beim Hund:
♦ Toxocara canis
♦ Toxascaris leonina

Bei Katzen:
♦ Toxocara mystax (syn. T. cati)

♦ Ankylostomen (Hakenwürmer)

M: Adulte: zwirnsfadendick, rötlich, 0,5 - 2 cm lang; Vorderende dorsal abgebogen (Name); große, kugelige Mundkapsel, am ventralen Mundrand jederseits 3 Zähne (Ancylostoma spp.) oder Schneideplatten (Uncinaria); strongyloider Oesophagus; Männchen: große Bursa, 2 dünne, lange, gleiche Spikula; Weibchen: Vulva hinter der Körpermitte
L: an Schleimhaut
B: pathogen

Beim Hund:
♦ Uncinaria stenocephala
♦ Ancylostoma caninum (nördlich der Alpen nur sporadisch)

Bei Katzen:
♦ Ancylostoma tubaeforme

♦ Taenia/Hydatigera spp.

M: gesamter Wurm: je nach Art 0,5 - 3 m lang; Skolex mit 4 Saugnäpfen sowie Rostellum mit doppeltem Hakenkranz; gravide Proglottiden siehe Tab. 5.1.
L: im Lumen (Skolex an Schleimhaut)
B: für EW apathogen

♦ Taenia hydatigena (ZW: Wiederkäuer, Schwein; Finne: Cysticercus tenuicollis)
♦ Taenia pisiformis (ZW: Kaninchen, Nagetiere; Finne: Cysticercus pisiformis)
♦ Taenia cervi (ZW: Reh- Rotwild; Finne: Cysticercus cervi)
♦ Hydatigera taeniaeformis (ZW: Nagetiere; Finne: Strobilocercus fasciolaris)

♦ Dipylidium spp. (gurkenkernförmiger Bandwurm)

M: gesamter Wurm: 20 - 40 cm lang; Skolex mit 4 Saugnäpfen sowie Rostellum mit mehreren Hakenkränzen; gravide Proglottiden siehe Tab. 5.1.
L: im Lumen (Skolex an Schleimhaut)
B: apathogen
Anm: ZW: Flöhe, Haarlinge; Finne: Cysticercoid

♦ *Echinococcus granulosus*

M: gesamter Wurm: maximal 7 mm (!) lang; Skolex mit 4 Saugnäpfen sowie Rostellum mit doppeltem Hakenkranz; meist drei Glieder; gravide Proglottide siehe Tab. 5.1.
L: an Schleimhaut
B: für EW gering pathogen; **infektiös für Menschen**
Anm: ZW: Wiederkäuer, Schwein, Pferd (Mensch); Finne: Echinococcus hydatidosus

♦ *Echinococcus multilocularis*

M: gesamter Wurm: maximal 4 mm (!) lang; Skolex mit 4 Saugnäpfen sowie Rostellum mit doppeltem Hakenkranz; meist fünf Glieder; gravide Proglottide siehe Tab. 5.1.
L: an Schleimhaut
B: für EW apathogen; **infektiös für Menschen**
Anm: ZW: Mäuse, Bisamratte; Finne: Echinococcus multilocularis

Lit.: STÖSSEL, T. (1989): Literaturübersicht zur Häufigkeit und geographischen Verbreitung der Echinokokkose bei Menschen und Tieren in Ländern der EG und EFTA. Med. Diss., Universität Zürich

♦ *Mesocestoides spp.*

M: gesamter Wurm: wenige cm bis 50 cm lang; Skolex mit 4 Saugnäpfen, ohne Rostellum; gravide Proglottide siehe Tab. 5.1.
L: im Lumen (Skolex an Schleimhaut)
B: für EW apathogen
Anm: 1. ZW: freilebende Milben (Finne: Cysticercoid), 2. ZW: Amphibien, Kleinsäuger (Finne: Tetrathyridium)

Dickdarm:

Beim Hund:
♦ *Trichuris vulpis (Peitschenwurm)*

M: Adulte: peitschenförmig (langes, dünnes Vorderende = Oesophagus; walzenförmig-dickes Hinterende = Darm, Geschlechtsorgane), 4 - 7 cm lang; trichuroider Oesophagus (Stichosom)
L: in Schleimhaut (mit dünnem Vorderteil)
B: bei starkem Befall pathogen

Herz und Blutgefäße:

Beim Hund:
♦ *Dirofilaria immitis (Herzwurm)*

M: zwirnsfadendick, weißlich, 15 - 30 cm lang; Männchen: Hinterende spiralig aufgerollt
L: im rechten Herz und in Lungenarterie
B: pathogen
Anm: **importiert** u. a. aus Südeuropa (Vorbericht !)

Lunge:

Bei Katzen:
♦ Aelurostrongylus abstrusus

- M: Adulte: haardünn, knapp 1 cm lang
- L: in Bronchioli und Alveolen
- B: pathogen (Brutknoten)

6. PARASITEN DER SCHWEINE

6.1. Parasitäre Gebilde im Kot

Mikroskopisch nachweisbar

♦ Eier von Magen-Darm-Strongyliden ("MDS")

- G: mittelgroß (ca. 70 µm lang)
- F: längsoval-elliptisch
- S: dünn, glatt, ununterbrochen, farblos-grau
- I: Furchungskugeln
- NM: Flotationsverfahren
- Anm: • Siehe Tab. 6.1.; eine Gattungsdiagnose der Magen-Darm-Strongyliden anhand der Morphologie ihrer Eier ist **nicht**, sondern erst durch Bestimmung der Drittlarven nach deren Züchtung in Kotkulturen möglich.
  • Stärke der MDS-Eiausscheidung korrelliert **nicht** mit Stärke der Wurmbürde !
  • In **älteren** Kotproben sind Eier embryoniert (Dif: Strongyloides-Eier) oder es treten bereits geschlüpfte Erstlarven auf (NM: Trichterauswanderverfahren).

♦ Eier von Ascaris suum

- G: mittelgroß (ca. 60 µm)
- F: rundlich-elliptisch
- S: dick, rauh (mit glasigen Höckern), ununterbrochen, braun
- I: eine Kugel
- NM: Flotationsverfahren
- Anm: Die äußere, rauhe Schale kann (artifiziell bedingt) fehlen, so daß Schale glatt erscheint.

♦ Eier von Strongyloides ransomi

- G: klein (ca. 55 µm lang)
- F: elliptisch
- S: dünn, glatt, ununterbrochen, farblos-grau
- I: U-förmiger Embryo
- NM: Flotationsverfahren
- Anm: In **älteren** Kotproben treten bereits geschlüpfte Erstlarven auf (NM: Trichterauswanderverfahren).

♦ Eier von Trichuris suis

- G: mittelgroß (ca. 60 µm lang)
- F: zitronenförmig
- S: dick, glatt, unterbrochen durch zwei hervorgewölbte, glasige Polpfröpfe, gelblich-bräunlich
- I: körnig
- NM: Flotationsverfahren (sicher nur mit Zinksalzlösungen)

Tabelle 6.1.

Gattungen von *Magen-Darm-Strongyliden*
beim Haus- und Wildschwein mit typischen "MDS"-Eiern

TRICHOSTRONGYLIDAE
Hyostrongylus rubidus

CHABERTIIDAE
Oesophagostomum spp.

ANCYLOSTOMATIDAE
Globocephalus spp.

◆ Eier von Metastrongylus spp.

G: mittelgroß (ca. 60 µm lang)
F: rundlich-elliptisch
S: mitteldick, rauh, ununterbrochen, farblos-grau
I: Erstlarve
NM: Flotationsverfahren
Dif: Strongyloides-Eier
Anm: beim Wildschwein häufig, beim Hausschwein sehr selten.

◆ Oozysten von Eimerien

G: klein (je nach Art unterschiedlich; ⌀ < 50 µm)
F: je nach Art unterschiedlich: ei-, birnenförmig, elliptisch
S: je nach Art dünn oder dick; meist glatt; ununterbrochen oder an einem Pol unterbrochen (Mikropyle)
I: eine Kugel (Sporont)
NM: Flotationsverfahren
Anm: · Oozysten im **älteren** Kot bereits sporuliert.
 · Beim Schwein kommt auch eine **Isospora-Art** (I. suis) vor.

Lit.: LÖWENSTEIN, M., E. KUTZER (1989): Studie zur Kenntnis der Schweinekokzidien. Ang. Parasitol. 30, 117-126

◆ Kryptosporidien

G: sehr klein (⌀ 5 µm)
F: rund
S: dünn, glatt
I: opak (4 lichtmikroskopisch nicht erkennbare Sporozoiten)
NM: Karbolfuchsin-Färbung (leuchtend-weiße (lichtbrechende) Punkte im sonst rötlich gefärbten Ausstrich)
Dif: Pilzsporen (weiße, aber nicht leuchtende Punkte im Karbolfuchsin-Ausstrich)
B: fakultativ pathogen; **infektiös für Menschen** (Zoonose)

◆ Zysten von Balantidium coli

G: mittelgroß - groß (⌀ 50 - 100 µm)
F: rundlich
S: dünn, glatt, ununterbrochen, farblos-grau
I: körnig, die gesamte Zyste ausfüllend
NM: Flotationsverfahren
B: apathogen
Anm: Trophozoiten des Ziliaten leben im Zäkum.

◆ Eier von Fasciola hepatica

G: groß (ca 130 µm lang)
F: eiförmig
S: dünn, glatt, Deckel am verjüngten Pol, goldgelb
I: körnig, das gesamte Ei ausfüllend (eine Eizelle und viele Dotterzellen)
NM: Sedimentationsverfahren
B: beim Schwein gering pathogen
Anm: nur bei Weidehaltung gebietsweise häufiger auftretend.

6.2. Parasitäre Gebilde im Blut

◆ *Eperythrozoon suis (Rickettsien)*

M: ca. 0,5 µm groß
L: auf Erythrozytenoberfläche
NM: Blutausstrich
B: pathogen

Lit.: HEINRITZI, K., I. WENTZ, W. BOLLWAHN (1984): Hämatologische Befunde bei der akuten Eperythrozoonose der Schweine. Berl. Münch. tierärztl. Wschr. 97, 404-407

6.3. Parasitäre Gebilde in Haut- und Haarproben

6.3.1. Makroskopisch sichtbar

◆ *Haematopinus suis (Schweinelaus)*

M: Imago: dorsoventral abgeplatteter, flügelloser, knapp 5 mm langer, dreigliedriger Körper; 3 Beinpaare, kräftige Klauen mit Tibialdaumen; Kopf schmaler als Thorax; seitlich abstehende Antennen; stechend-saugende Mundwerkzeuge; rudimentäre Augen
L: auf Haut
B: Lästlinge, Blutsauger, Vektor für Eperythrozoon (?)

6.3.2. Mikroskopisch nachweisbar

◆ *Sarcoptes suis (Grabmilbe)*

M: rundlicher, ca. 300 - 500 µm großer, ungegliederter Körper; Prätarsen lang, ungegliedert
L: in den oberen Hautschichten (in Grabgängen)
NM: Kalilauge-Verfahren
B: pathogen; **auf Menschen übertragbar** (Pseudokrätze)
Anm: Milbennachweis am sichersten durch Untersuchung zweier Proben aus **Innenohr** und **Sprunggelenk** (= Rückzugsgebiete für Milben)

Lit.: MARTINEAU, G.-P., D. VAN NESTE, R. CHARETTE (1987): Pathophysiology of sarcoptic mange in swine. Part I and II. Comp. Cont. Educ. Pract. Vet. 9, F51-F58, F93-F97

6.4. Parasitäre Gebilde im Sektionsmaterial

6.4.1. Magen-Darm-Trakt

Magen:

♦ *Hyostrongylus rubidus* ("Roter Magenwurm")

    M: Adulte: haardünn, rötlich (Blutsauger), 5 - 10 mm lang; Männchen: Bursa copulatrix, 2 kurze Spikula, Weibchen: Vulva im letzten Körperdrittel
    L: in/auf Schleimhaut
    B: pathogen (?)

Dünndarm:

♦ *Ascaris suum* (Spulwurm)

    M: Adulte: gelblich-weiß, bis bleistiftdick, 20 - 40 cm lang; 3 große Lippen
    L: im Lumen
    B: pathogen (Larvalstadien während der **Blut-Leber-Lungen-Wanderung**)

♦ *Strongyloides ransomi* (Zwergfadenwurm)

    M: Adulte: haardünn, sehr fragil, weiß, 5 mm lang; strongyloider Oesophagus; **ausschließlich Weibchen** (Parthenogenese), Vulva hinter Körperhälfte
    L: in Schleimhaut unter Darmepithel
    NM: Schleimhautgeschabsel
    B: pathogen

Beim Wildschwein:
♦ *Globocephalus urosubulatus* (Hakenwurm)

    M: haardünn, weißlich, ca. 5 mm lang; nach dorsal gekrümmtes Vorderende; große Mundkapsel
    L: an Schleimhaut
    Anm: beim Hausschwein sehr selten.

♦ *Eimerien*

    M: Schizonten, Mikro- und Makrogamonten
    L: intrazellulär in Epithelzellen von Jejunum und Ileum

♦ *Kryptosporidien*

    M: alle Stadien (Ausnahme: Merozoiten) rund, ø 5 µm
    L: intrazellulär im apikalen Teil der Epithelzellen von Jejunum und Ileum
    NM: Schleimhautabstrich (Karbolfuchsin-Färbung), Histologie
    B: fakultativ pathogen

Dickdarm:

♦ *Oesophagostomum spp. (Knötchenwürmer)*
  (Oe. dentatum, Oe. quadrispinulatum)

  M: Adulte: zwirnsfadendick, 1 - 1,5 cm lang; Kutikula am Vorderende aufgebläht; Mundöffnung mit 2 Blätterkränzen, kurze Mundkapsel; Männchen: Bursa copulatrix mit deutlichem Dorsallappen; Weibchen: Vulva kurz vor Anus
  L: an Schleimhaut
  B: pathogen
  Anm: inhibierte Entwicklungsstadien in **Schleimhautknötchen**

♦ *Trichuris suis (Peitschenwurm)*

  M: Adulte: peitschenförmig (langes, dünnes Vorderende = Oesophagus; walzenförmig-dickes Hinterende = Darm, Geschlechtsorgane), gelblich-rötlich, ca. 4 cm lang; trichuroider Oesophagus (Stichosom)
  L: in Schleimhaut (mit dünnem Vorderteil)
  B: bei stärkerem Befall pathogen

Leber:

♦ *Wandernde Spulwurmlarven*

  L: im Lebergewebe; **"Milk spots"**
  Anm: · fleischbeschaurechtlich zu maßregeln!
       · Milk spots werden vielfach auch durch Larven von Hundespulwürmern (Toxocara) verursacht!
  Lit.: MEHL, W.M., J. BOCH, J. HEINE, G. WEILAND, G. HENKEL (1983): Durch Spulwurmlarven verursachte Leberveränderungen ("milk spots") bei Schweinen. Berl. Münch. tierärztl. Wschr. 96, 405-409

♦ *Fasciola hepatica*

  M: Adulte: blattförmig, schmutziggrau-bräunlich, ca. 2 - 3 cm lang, bis 1 cm breit (weitere Angaben siehe S. 126)
  L: Adulte in Gallengängen, Jungegel im Leberparenchym
  B: beim Schwein gering pathogen

♦ *Echinococcus hydatidosus (syn. E. cysticus)*

  M: bis ca. kindskopfgroßße, gelbliche, flüssigkeitsgefüllte, dickwandige Blasen
  L: **im** Leberparenchym
  NM: makroskopisch (Sektion, Fleischbeschau)
  B: Infektionsstadium für EW
  Anm: · **fleischbeschaurechtlich zu maßregeln!**
       · Finne von Echinococcus granulosus (EW: Hund).

Mesenterium:

◆ *Cysticercus tenuicollis (dünnhalsige Finne)*

M: erbsengroße, schlaffwandige, durchsichtige, flüssigkeitsgefüllte Blase, an der Anheftungsstelle "halsartig" ausgezogen; Inhalt: eine weiße, stecknadelkopfgroße, eingestülpte Kopfanlage
L: im Gekröse; **unter Serosa** z. B. der Leber
NM: makroskopisch
B: bei starker Infektion während Wanderphase der Jungfinnen pathogen; Infektionsstadium für EW
Anm: • nach massiver, frischer Infektion **blutgefüllte Bohrgänge** im Leberparenchym.
• Finne von Taenia hydatigena (EW: Hund, Katze).

Lit.: THIEL, W., M. TAKLA (1983): Letaler Ausgang eines Massenbefalls mit Cysticercus tenuicollis beim Schwein. Tierärztl. Prax. 11, 47-52

Lunge:

Beim **Wildschwein**:
◆ *Metastrongylus spp.*

M: zwirnsfadendick, weißlich-gelblich, ca. 2 - 4 cm lang
L: in Bronchien
Anm: beim Hausschwein selten.

Muskulatur:

◆ *Trichinella spiralis ("Trichinen")*

M: **Muskellarve:** aufgerollt, ca. 1 mm lang; trichuroider Oesophagus (Stichosom)
L: intrazellulär in quergestreifter Muskulatur; **in bindegewebiger Kapsel**
NM: Verdauungsverfahren, Muskelquetschprobe
Dif: **Erdnematoden** (rhabditoider Oesophagus !) als Kontamination der Muskelproben (häufige Verwechslung !); Wanderlarven anderer Nematoden
B: **infektiös für Menschen** (Zoonose)!
Anm: • **fleischbeschaulich** zu maßregeln!
• in Westeuropa sporadisch beim Wildschwein vorkommend, beim Hausschwein äußerst selten

Lit.: STEIN, H.A. (1983): Trichinose-Erkrankungen im Bitburger Raum (Eifel) - Aus der Sicht der Humanmediziner des öffentlichen Gesundheitsdienstes. Öff. Gesundh.-Wes. 45, 532-533

♦ **Zysten von Sarcocystis spp. (Sarkosporidien)**

M: spindelförmig, mikroskopisch klein (bis ca. 1000 µm lang, 100 µm breit); **dicke**, artspezifisch aufgebaute **Zystenwand** mit Fortsätzen; **gekammert**; mehrere tausend bananenförmige, ca. 15 µm lange **Zystozoiten** enthaltend
L: intrazellulär
NM: mikroskopisch (z. B. Trichinoskop)
Dif: Toxoplasma-Zysten (siehe S. 133, Tab. 3.5.)
B: pathogen (als pathogen gilt bei starker Infektion: S. miescheriana)
Anm: Sarkosporidien-Zysten auch als "Mieschersche Schläuche" bekannt.

♦ Sarcocystis miescheriana (syn. S. suicanis; EW: Hund)
♦ Sarcocystis suihominis (EW: Mensch)

Lit.: HEYDORN, A.O., J.H. WENIGER (1988): Einfluß einer akuten Sarcocystis suihominis-Infektion auf die Mastleistung von Absatzferkeln. Berl. Münch. tierärztl. Wschr. **101**, 307-310

♦ **Zysten von Toxoplasma gondii**

M: kugel- oder spindelförmig, meist nur 100 µm groß; sehr **dünne Zystenwand** ohne Fortsätze; keine Kammerung; mehrere tausend bananenförmige, ca. 7 µm lange Zystozoiten enthaltend
L: intrazellulär in Herz- und Skelettmuskulatur (**auch im Gehirn** vorkommend)
NM: mikroskopisch
Dif: Sarkosporidien-Zysten (siehe S. 133, Tab. 3.5.)
B: i.d.R. symptomlos; **infektiös für Menschen** (Cave: Erstinfektion bei Schwangeren !) (Zoonose)
Anm: in Mitteleuropa wohl häufigste Infektionsquelle des Menschen!

♦ **Cysticercus cellulosae**

M: erbsengroße, weiße, flüssigkeitsgefüllte Blase; Inhalt: eine stecknadelkopfgroße Kopfanlage
L: intrazellulär in Skelettmuskulatur
NM: makroskopisch
B: infektiös für Menschen (Zoonose)
Anm: · **fleischbeschaurechtlich** zu maßregeln!
· Finne von **Taenia solium** ("Schweinefinnenbandwurm" des Menschen).
· heute in Mitteleuropa praktisch getilgt.

7. PARASITEN DES HAUSGEFLÜGELS

Anm: Hier sind nur die wichtigsten, am häufigsten vorkommenden Parasiten unseres Haus- und Ziergeflügels aufgeführt.

7.1. Parasitäre Gebilde im Kot

7.1.1. Makroskopisch sichtbar

◆ Bandwurmproglottiden

- M: weiße, ein bis mehrere mm große Gebilde, meist Genitalporus randständig; Uterus in Eikapseln aufgelöst
- NM: makroskopisch (Kotaufschwemmung), mikroskopisch

7.1.2. Mikroskopisch nachweisbar

◆ Eier von Capillaria spp.

- G: mittelgroß (ca. 60 µm lang)
- F: zitronenförmig
- S: dick, meist glatt, zwei Polpfröpfe, gelb-bräunlich
- I: körnig
- NM: Flotationsverfahren

◆ Eier von Ascaridia spp./Heterakis spp.

- G: mittelgroß (60 - 90 µm lang)
- F: elliptisch
- S: dick, glatt, ununterbrochen, farblos
- I: granulös (keine Blastomeren)
- NM: Flotationsverfahren

Bei Gänsen:
◆ Eier von Amidostomum anseris

- G: mittelgroß (ca. 90 µm lang)
- F: längsoval-elliptisch
- S: dünn, glatt, ununterbrochen, farblos-grau
- I: Furchungskugeln
- NM: Flotationsverfahren

◆ Eier von Syngamus trachea

- G: mittelgroß (ca. 90 µm lang)
- F: elliptisch
- S: mitteldick, glatt, an beiden Polen knopfartig verdickt, farblos-grau
- I: Furchungskugeln
- NM: Flotationsverfahren

♦ *Oozysten von Eimerien*

G: klein (je nach Art unterschiedlich; meist 20 - 30 μm groß)
F: je nach Spezies: rund, elliptisch, ei-, birnenförmig
S: dünn, meist glatt, unterbrochen (Mikropyle) oder ununterbrochen, meist farblos
I: eine Kugel (Sporont)
NM: Flotationsverfahren
Anm: Oozysten in älterem Kot bereits sporuliert.

Lit.: SALISCH, H., I. ERHORN, K.P. BEHR, O. SIEGMANN (1989): Subklinische Kokzidiosen bei Broilern und Junghennen. Dtsch. tierärztl. Wschr. 96, 493-496

♦ *Bandwurmeier*

G: je nach Art klein-mittelgroß (30 - 80 μm)
F: rundlich-elliptisch
S: dick, glatt, farblos
I: runde Onkosphäre (3 Hakenpaare)
NM: Flotationsverfahren

♦ *Kryptosporidien*

G: sehr klein (ø 5 μm)
F: rund
S: dünn, glatt
I: opak
NM: Karbolfuchsin-Färbung
Anm: bei Hühnervögeln auch die Atemwege parasitierend.

♦ *Futtermilben*
(Tyroglyphus-, Tyrophagus-, Caloglyphus-Arten)

M: Körper makroskopisch gerade noch erkennbar (0,3 - 0,7 mm groß), mit langen, meist zahlreichen Haaren
NM: Flotationsverfahren
B: "Pseudoparasiten" (Darmpassanten); Vorratsmilben!
Anm: Nachweis hinweisend auf Verfütterung von verdorbenem Futter!

7.2. **Parasitäre Gebilde in Federproben**

In <u>Taubenschlägen</u>:
♦ *Argas reflexus (Taubenzecke)*

M: Adulte: eiförmiger, abgeflachter, ungegliederter, 5 - 10 mm langer Körper mit saumartig verdicktem Rand; kein Rückenschild, lederartige Oberfläche; 4 Paar gegliederte Beine mit 2 Klauen; Capitulum (Chelizeren, Pedipalpen, tannenzapfenförmiges Hypostom) **von dorsal nicht** sichtbar
B: Blutsauger (**temporär** nachts parasitisch); **befällt auch Menschen**

- 204 -

♦ *Cimex spp. (Wanzen)*

M: Imago: dorsoventral abgeplatteter, flügelloser, dreigliedriger, knapp 5 mm langer Körper; erstes Thorakalsegment als "Schulter" ausgebildet; drei Beinpaare; stechendsaugende Mundwerkzeuge
B: Blutsauger (**temporär** nachts parasitisch); **befällt auch Menschen**

♦ *Federlinge*

M: Imago: dorsoventral abgeplatteter, flügelloser, bräunlicher, ca. 2 - 5 mm langer Körper; drei Paar Beine mit je zwei Klauen; beißend-kauende Mundwerkzeuge
L: im Federkleid
B: pathogen

Beim Huhn:
♦ Menopon gallinae

♦ *Flöhe (Ceratophyllus spp.)*

Beschreibung siehe S. 175, Tab. 5.2., Abb. 5.1.

♦ *Dermanyssus gallinae (Rote Vogelmilbe)*

M: Adulte: eiförmiger, rötlicher, ungegliederter, bis 1 mm langer Körper; 4 Paar gegliederte, lange, in der vorderen Körperhälfte entspringende Beine mit Krallen und Haftlappen; lange Chelizeren
Dif: Ornithonyssus
B: Blutsauger (**temporär** nachts parasitisch); **befällt auch Menschen**

♦ *Ornithonyssus sylviarum (Nordische Vogelmilbe)*

M: ähnlich Dermanyssus
B: Blutsauger (stationär parasitisch); **befällt auch Menschen**

Lit.: HOFFMANN, G. (1987): Vogelmilben als Lästlinge, Krankheitserreger und Vektoren bei Mensch und Nutztier. Dtsch. tierärztl. Wschr. 95, 7-10
MAURER, V., M. BIERI, D.W. FÖLSCH (1988): Das Suchverhalten von Dermanyssus gallinae in Hühnerställen. Arch. Geflügelk. 52, 209-215

7.3. Parasitäre Gebilde im Sektionsmaterial

7.3.1. Verdauungstrakt

Kropf:

Bei <u>Tauben</u>:
◆ *Trichomonas gallinae (syn. T. columbae)*

- M: birnenförmig, bis 15 µm groß; 4 freie Vordergeißel, eine eine nach hinten mit einer undulierenden Membran ziehende Geißel; ein Kern
- L: extrazellulär (Schleimhaut von Kropf; Organe)
- NM: Kropfabstrich
- B: pathogen ("Gelber Knopf")
- Anm: neben Rachen-Kropf-Form auch generalisierte Form (u. a. Leber)

Oesophagus und Magen:

◆ *Capillaria spp. (Haarwürmer)*

- M: Adulte: haarfein, fadenförmig, je nach Art 1 - 5 cm lang; trichuroider Oesophagus
- L: in Schleimhaut (je nach Art von Oesophagus, Drüsenmagen, Dünn-, Dickdarm)
- B: pathogen

bei <u>Gänsen</u>:
◆ *Amidostomum anseris*

- M: zwirnsfadendick, rötlich, 1 - 2 cm lang
- L: in/an Schleimhaut (Muskelmagen)
- B: pathogen

Dünndarm:

◆ *Ascaridia spp. (Spulwürmer)*

- M: wollfadendick, weißlich, bis ca. 10 cm lang
- L: im Lumen
- B: nur bei starkem Befall pathogen

◆ *Capillaria spp.*

◆ *Eimerien*

- M: Schizonten, Mikro- und Makrogamonten
- L: intrazellulär in Epithelzellen
- NM: Schleimhautgeschabsel, -abstrich, Histologie
- B: je nach Spezies gering oder stark pathogen

Beim Huhn:
- ♦ E. acervulina (vorderer Dünndarm)
- ♦ E. maxima (mittlerer Dünndarm)
- ♦ E. necatrix (mittlerer Dünndarm)
- ♦ E. brunetti (Ileum, Zäkum)

Bei Gänsen:
- ♦ E. anseris (mittlerer und distaler Dünndarm)

Lit.: FRIEDHOFF, K.T., M. WEHAGE, B. DORENAMP (1983): Pathogenität der Gänsecoccidien und Verhütung von Gänsecoccidiosen. Fortschritte Veterinärmed. Heft 37, 282-289

♦ Zestoden
(z. B. Davainea spp., Raillietina spp., Choanotaenia spp.)

M: weiß, je nach Art wenige mm oder mehrere cm lang; Skolex mit 4 Saugnäpfen und Rostellum
L: im Lumen
B: bei Massenbefall pathogen

Dickdarm:

Beim Huhn:
♦ Eimeria tenella

M: Schizonten, Mikro- und Makrogamonten
L: intrazellulär; je nach Entwicklungsstadium intra- oder subepithelial im Blinddarm
B: hochpathogen ("Rote Kükenruhr")

Bei Hühnervögeln:
♦ Heterakis spp.

M: pfriemenschwanzförmig, zwirnsfadendick, weiß, ca. 1 cm lang; oxyuroider Oesophagus
L: im Lumen des Blinddarms
B: gering pathogen

Leber:

Bei Hühnervögeln:
♦ Histomonas meleagridis

M: rundlich, bis 20 µm groß; eine Geißel
L: extrazellulär in Blinddarmschleimhaut und in Leber
NM: Organabklatschpräparat
B: pathogen (Schwarzkopfkrankheit)

♦ Trichomonas gallinae
siehe oben

Atmungstrakt:

◆ *Syngamus trachea*

   M: zwirnsfadendick, blutrot, Weibchen bis 2 cm lang; **in Dauerkopulation** lebend ("Y-förmig"); große Mundapsel
   L: an **Trachealschleimhaut**
   B: pathogen (blutsaugend)

◆ *Kryptosporidien*
   siehe oben

Niere:

Bei <u>Gänsen</u>:
◆ *Eimeria truncata*

   M: Schizonten, Mikro- und Makrogamonten
   L: intrazellulär (Epithelzellen der Nierentubuli)
   NM: Histologie
   B: pathogen

8. PARASITEN DER BIENE

Endoparasiten

♦ Nosema apis

M: **Sporen**: oval-zigarrenförmig, 3 x 5 µm groß
L: im Epithel des **Bienendarms**
NM: Zandersches Breiverfahren
B: pathogen
Anm: Sporen zeigen sich als kleine lichtbrechende Gebilde neben größeren Pollenkörnern und Darmepithelzellen.

♦ Acarapis woodi (Tracheenmilbe)

M: Adulte: ungegliederter, aber deutlich segmentierter, ovaler, ca. 150 µm langer, stark behaarter Körper; 4 Paar gegliederte Beine, stechend-saugende Mundwerkzeuge
L: in Haupttracheenstämmen
NM: mikroskopisch (nach Mazeration mit Kalilauge)
B: pathogen; **anzeigepflichtige Tierseuche**

Ektoparasiten

♦ Varroa jacobsoni ("Bienenmilbe")

M: Adulte: ungegliederter, runder (Männchen) oder querovaler (Weibchen), bis 2 mm großer, bräunlicher Körper; 4 Beinpaare, in der vorderen Körperhälfte entspringend (von dorsal kaum sichtbar); stechend-saugende Mundwerkzeuge
L: Adulte: auf Biene; Larven- und Nymphenstadien: in Brutzellen der Biene (Brutparasit)
NM: makroskopisch/mikroskopisch im **"Gemüll"**
Dif: Braula
B: pathogen

♦ Braula coeca ("Bienenlaus")

M: Imago: dreigliedriger, flügelloser, brauner, gut 1 mm langer Körper; 3 Beinpaare
L: auf der Biene
NM: makroskopisch/mikroskopisch
Dif: Varroa
B: gering pathogen

9. PARASITEN VON HEIMTIEREN UND VOM IGEL

9.1. Parasiten des Meerschweinchens

- Eimeria caviae (Dickdarm)
- Paraspidodera uncinata (Darmnematode)
- Trixacarus caviae (Milbe)
- Chirodiscoides caviae (Milbe)
- Trimenopon hispidum (Haarling)
- Gliricola sp. (Haarling)

9.2. Parasiten des (Gold)hamsters

- Hymenolepis spp. (Bandwurm, Dickdarm)
- Syphacia sp. (Oxyuride, Dickdarm)
- Demodex sp. (Haarbälge)
- Räudemilben

Lit.: MAAβ, J., I. KUNSTYR (1981): Diagnose und Bekämpfung häufiger Parasiten bei kleinen Versuchstieren. Teil I und II. Tierärztl. Prax. 9, 259-269, 381-388

9.3. Parasiten des Kaninchens

- Eimerien
  Darm: E. intestinalis, E. coecicola, E. flavescens u. a.
  Gallengänge: E. stiedai

- Toxoplasma gondii (Gewebe)

- Encephalitozoon cuniculi (Gewebe)

- Cittotaenia spp. (Bandwurm, Dünndarm)

- Graphidium strigosum (Trichostrongylide, Magen)
- Trichostrongylus retortaeformis (Trichostrongylide, Dünndarm)

- Passalurus ambiguus (Oxyuride, Dickdarm)

- Psoroptes cuniculi (Milbe, Ohr)

- Spilopsyllus cuniculi (Kaninchenfloh)

9.4. Parasiten des Igels

- Isospora spp. (Darm)
- Hymenolepis erinacei (Bandwurm, Dünndarm)
- Brachylaemus erinacei (Trematode, Dünndarm)
- Capillaria spp. (Lunge, Darm)
- Crenosoma striatum (Nematode, Lunge)
- Ixodes ricinus ("Holzbock"), Ixodes hexagonus (Igelzecke)
- Archaeopsylla erinacei (Igelfloh)

Lit.: SAUPE, E. (1988): Die Parasitosen des Igels und ihre Behandlung. Prakt. Tierarzt 69, 49-54

9.5. Parasiten von Schildkröten

- Hexamita sp. (Flagellat, Niere)
- Entamoeba invadens (Darm, Leber u. a. Organe)
- Oxyuriden (Darm)
- Spulwürmer (Darm)

Reiche Steinweg